MW01171946

ESPIRITUALIDAD 201

DESCUBRE EL
SANADOR INTERNO

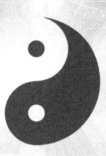

UN MANUAL DE AUTOSANACIÓN PARA TERAPEUTAS

IVÁN FIGUEROA OTERO, MD

Autor: Iván Figueroa Otero, MD
www.ivanfigueroaoteromd.com

Edición, corrección de prueba y producción:
Yasmín Rodríguez

The Writing
Ghost
Beyond Content

www.thewritingghost.com

Diseño de portada de la edición en inglés: Mascot Books
Basada en el concepto original de Gil Acosta Design
Adaptación al español: The Writing Ghost®, Inc.

ISBN-13: 978-0-9964666-7-7

Primera Edición, 2024
Parte de la serie de libros del Dr. Figueroa
Escuela De La Vida

RESEÑAS

«El autor ha creado una guía bien elaborada que ampliará el panorama para los sanadores tradicionales y los profesionales interesados en modalidades terapéuticas holísticas. Me identifiqué con su acrónimo FE, donde se honra la curación como un trabajo sagrado interno. Bien hecho, Dr. Figueroa.»

Dr. Amelia Kemp, PhD, sicoterapeuta

«El libro del Dr. Figueroa mantiene su estilo único de armonizar opiniones contrastantes al adentrarse en el complejo campo de los estilos terapéuticos, al mismo tiempo que crea un manual de autocuración para todos los practicantes. Comparte su experiencia en facilitar la curación sin controlar el proceso de cómo debería ocurrir. Este manual guiará a todos los practicantes a encontrar sus propios sanadores internos.»

Carli Muñoz, músico, compositor y autor

«¡Qué lectura tan hermosa! Este es un libro muy perspicaz y empoderador para todos los terapeutas. Gracias, Dr. Figueroa.»

Elspeth Kerr, terapeuta holística en Paphos, Chipre

«Como budista que lee el material del Dr. Figueroa, es un ejercicio estimulante revisar la filosofía y la práctica personal. El material está bien pensado. Para aquellos interesados en una investigación no basada en la religión

sobre la naturaleza de nuestro ser, es un buen trabajo. El sentido común impregna toda la presentación.»

Jhampa Shaneman, lama budista y astrólogo

«Espiritualidad 201: Descubriendo al sanador interior de Iván Figueroa Otero es una guía paso a paso para la curación holográfica y un plan de estudios avanzado para los buscadores de salud holística que trabajan para ayudar a otros a restablecer su salud. En este segundo nivel del plan de estudios de la Escuela de Vida, Figueroa Otero se sumerge en las causas fundamentales de las enfermedades, explicando por qué el equilibrio de nuestra salud se descompensa, y ofrece perspicacias profundas a los terapeutas sobre cómo abordar el proceso de recuperación. Este es uno de los libros de autoayuda más únicos que he leído. Figueroa Otero se centra en la relación simbiótica del cuerpo humano y su conciencia con el universo más amplio y cómo nos afecta espiritual, mental y físicamente. Un libro imprescindible tanto para terapeutas como para pacientes.»

Reseña de Pikasho Deka para Readers' Favorite

«Me gustó Espiritualidad 201 porque se centra en comprender la teoría y la práctica. Al final de cada capítulo, Figueroa Otero incluye preguntas de revisión que permiten a los lectores meditar sobre lo que han aprendido. Explica por qué las heridas emocionales necesitan enfoque espiritual y mental para sanar. Un tema que me pareció interesante es la autoestima. Explica cómo la sabiduría crece con nuestros errores y nuestros éxitos de la misma manera. Por eso no deberíamos lamentarnos cuando cometemos un error, sino buscar dominarlo con el conocimiento adquirido de la experiencia. El autor nos recuerda que tanto la meditación como la oración despejan nuestras mentes porque permiten la comunicación con Dios. Este libro es útil porque guía el desarrollo interno del yo a través de la comprensión.»

Reseña de Diana López para Readers' Favorite

«En este manual para terapeutas, el Dr. Figueroa comparte lo que ha facilitado el proceso de curación en sus pacientes para apoyar a otros colegas en sus diversos roles terapéuticos. Él enfatiza la facilitación del proceso de curación utilizando la empatía como un placebo compasivo. Aunque mi práctica se basa en alternativas

basadas en la ciencia, creo que mis pacientes se beneficiarán de sus recomendaciones.»

Alejandro Perez, MD, ABMS, FAAPMR, MPH,
ABAARM

OTROS LIBROS DEL AUTOR

Espiritualidad 101
Para los colgaos en la escuela de la vida
Un repaso para el examen final

Espiritualidad 1.2
Para los desconectados de la escuela de la vida
Un repaso para los tekkies

Espiritualidad 103
La clave del perdón
Descifrando la luz de nuestras sombras

Espiritualidad 104
Reflexiones en mi espejo mágico
Lecciones de amor de la Escuela de la Vida

DEDICATORIA

Dedico este libro a todos los maestros, discípulos y pacientes que participan conmigo en la escuela de la vida, quienes me inspiraron a compartir todas sus experiencias y lecciones. Fueron especialmente mis pacientes quienes, con los testimonios de sus lecciones de amor, me guiaron a encontrar la clave del perdón para penetrar en el código de sanación del genoma del alma y poder compartir la vasta sabiduría que brota amorosamente de ella. Sin ellos no sería posible mi progreso escolar en el salón universal.

Mi agradecimiento a los que me ayudaron a progresar me motiva a compartir lo aprendido. Si en la reflexión de las páginas de este libro algunos de ustedes redescubren su luz, compartan el mérito y aprendizaje de los resultados con sus condiscípulos en la Escuela de la Vida.

TABLA DE CONTENIDO

RESEÑAS..v

OTROS LIBROS DEL AUTOR............................ix

DEDICATORIA...xi

TABLA DE CONTENIDO.....................................xiii

AGRADECIMIENTOS..15

Poema..17

GLOSARIO..19

INTRODUCCIÓN...29

CAPÍTULO I..35

En el principio, después de la gran explosión de amor, el universo siempre buscaba la armonía en el equilibrio desequilibrante de sus partes.....................................35

CAPÍTULO II...41

Los desequilibrios despiertan la consciencia de «somos»: la empatía de la experiencia universal............................41

CAPÍTULO III..51

Una visión holográfica de la salud y la enfermedad........51

CAPÍTULO IV..77

La importancia de la filosofía bioética en la práctica del terapeuta holístico...77

CAPÍTULO V...99

La influencia del ambiente terapéutico y el estado mental-emocional del terapeuta y del paciente.........................99

CAPÍTULO VI..109

Afinando nuestra puntería terapéutica: Aprender a enlazar la terapia apropiada con la necesidad del paciente...109

CAPÍTULO VII..117

La influencia de la intención en la sanación: el rol de la fe

....117

SOBRE EL AUTOR...129

Iván Figueroa Otero, M.D. FACS, FAAMA....................129

AGRADECIMIENTOS

Entre todos los viajeros que comparten esta interminable travesía en la reflexión del Espejo Mágico de la mente, quiero agradecer especialmente a mis hijos, a su madre, mis pacientes y a mi comprensiva esposa Ivette, que con tanto cariño apoyan mis locuras de viejo.

Especialmente agradezco la guía espiritual de mis maestros de la tradición budista tibetana Nyingma, los venerables Khenchen Palden Sherab Rinpoche y Khenpo Tsewang Dongyal Rinpoche, de los cuales aprendí gran parte del entrenamiento de la mente que me facilitó plas-mar en este libro la maravillosa sabiduría del espejo de nuestras mentes. Igualmente reconozco la influencia pri-mordial sobre este libro de los seis tomos del Ser Uno www.elseruno.com, que fueron canalizados por su autora/canalizadora (anónima).

No puedo dejar de agradecer la influencia de mi mentor quirúrgico y pionero de la investigación y cirugía de trasplante en Puerto Rico, el Dr. Eduardo Santiago Del Pin. Él germinó en mí la semilla de la confianza para dirigirme a un sendero incesante de búsqueda del conocimiento y la verdad dentro de un contexto humanista en la medicina.

Finalmente, mi agradecimiento a mi madre, Doña Berta, por las horas que pasó leyéndome la biblia cristiana durante mi niñez, asegurándome que en algún momento me fortalecería en los momentos difíciles de mi vida.

«El maestro no es más que un discípulo, a quien le gusta ayudar a otros a encontrar su maestría.»

«Reconoce que toda la sabiduría que buscas por doquier siempre ha estado dentro de ti.»

«No hay enfermedades incurables, solo aquellas un poco más difíciles de tratar.»

Iván Figueroa Otero, MD

Poema

La salud:

El equilibrio desequilibrante del amor

Para la consciencia inclusiva del amor
no existe ninguna acción inapropiada.

Solo existen equilibrios desequilibrantes que alternan con desequilibrios equilibrantes incesantes, donde el cambio continuo es el resultado de la entropía del amor.

Son parecidos a los abrazos que compartimos al recibir o despedir un ser amado en nuestras travesías, que solo apoyan a los dos viajeros, no importa el efecto subjetivo emocional del encuentro.

Por eso, no existen síntomas o enfermedades, solo desequilibrios equilibrantes resultantes de nuestra intención, donde las intenciones inclusivas basadas en el beneficio del «nos» crean desequilibrios agradables a todos. Las exclusivas, basadas en el beneficio del «mi», crean desequilibrios agradables a algunos y desagradables a otros.

Todos los desequilibrios, al igual que los abrazos en las partidas y llegadas, son beneficiosos para los «nos» y los «mi», aunque en sus perspectivas individuales no lo parezcan.

Por eso, la salud y los síntomas de enfermedad son tanto equilibrios como desequilibrios equilibrantes para el bienestar del holograma, al igual que los desastres climáticos lo son para el planeta.

Y los sentimientos de bienestar y malestar que se asocian con los desequilibrios solo son alarmas que nos alertan para mantener el equilibrio del holograma.

En el proceso creativo holográfico universal toda manifestación no es más que la entropía que busca devolver a la consciencia holográfica el sueño del holograma universal que estaba vacío de la dualidad fronteriza. Esa dualidad fue creada por el apego a la memoria de lo que fuimos antes del gran despertar en la explosión creativa del amor.

GLOSARIO

1. ADN material biológico – Es el genoma biológico material o archivo histórico que guarda toda la experiencia humana. Tradicionalmente se divide el contenido nucleico genético en una parte funcional codificadora que ocupa el 3-5% y una no funcional o no codificadora, llamada basura (chatarra) por su rol cosmético, que paradójicamente ocupa el 95-97% del total.

2. Antimateria: Lo opuesto a la materia, que la ciencia postula que existía en cantidades iguales con la materia después del big bang, pero del cual los científicos han perdido el rastro desde entonces. Se cree que da origen a la materia, pero no saben cómo. En la actualidad, la antimateria no es detectable mediante medidas científicas.

3. Apego - La necesidad o vicio emocional de repetir experiencias oníricas (relativas a los sueños) que sean agradables, sean físicas o mentales. En su forma más inmadura, esta puede ser la peor adicción que el ser humano puede experimentar y es la fuente principal del sufrimiento. Puede ser una sensación

apropiada en algunos casos e inapropiada en otros. Esto puede promover que el soñador no quiera despertar de sus sueños.

4. Big Bang - Esta es la explicación más aceptada por la comunidad científica para explicar el origen de nuestro universo. Postula que el universo se originó de un punto de densificación masiva o singularidad, donde no existía nada, pero de donde surgiría todo. En este libro es la gran explosión de amor que nace del gran sueño de la mente transcendental al despertar para compartir toda la sabiduría descubierta del ciclo anterior creativo del universo.

5. Bioética - Es la rama de la ética dedicada a proveer los principios para la conducta más apropiada del ser humano con respecto a la vida, tanto la humana como la del resto de seres vivos, así como al ambiente en el que pueden darse condiciones aceptables para la misma. Se puede considerar como una integración holográfica de la salud que integra lo espiritual con lo biológico.

6. Caos - Una teoría científica que explica que el resultado de algo depende de distintas variables y que es imposible de predecir. Por ejemplo, si colocamos un huevo en la cúspide de una pirámide no

sabremos hacia dónde caerá. Al igual que la teoría cuántica, expone que la subjetividad de la percepción del observador imposibilita la concordancia predictiva absoluta de ningún hecho observado.

7. Efecto mariposa- Noción de sensibilidad a las condiciones iniciales de la teoría del caos. Su nombre proviene de un proverbio chino: «el aleteo de las alas de una mariposa se puede sentir al otro lado del mundo». Implica que en un holograma con tendencia a la entropía (caos), un efecto diminuto como el aletear de las alas de una mariposa puede amplificarse en otras partes distantes del holograma.

8. Ego - En latín significa el «yo». En este texto se refiere al «ser», que nos hace sentir individuos y observadores del universo que nos rodea (individualismo). Nos permite percibir lo mío y lo de otros, observar los efectos del tiempo (nacer, envejecer, enfermar y morir) en nosotros, e interpretar la calidad de la vida con los sentimientos generados por nuestros cinco sentidos, en buenas y malas experiencias. De ahí nace la personalidad.

9. Egoísmo - Manera de convivir en el universo usada por el soñador confuso, basado en la independencia e individualismo que nos hace sentir separados arti-

ficialmente en razas, colores, religiones, conocimiento y poder, en donde la acción y sus efectos no se observan como interdependientes. ¡Es el mundo de lo mío y lo tuyo y no de lo nuestro!

10. Entropía (energía Yang) - Fuerza universal centrífuga separadora que parece ser caótica y desorganizada. Según las leyes de la física, es la tendencia al desorden de los sistemas energéticos como eran en su estado original.

11. Epigenética - La epigenética es una rama de la biología que pretende explicar por qué los organismos vivos expresan (activan) unos genes y silencian otros para conformar así sus características físicas particulares y la susceptibilidad de desarrollar determinadas enfermedades. Esto contrasta con el concepto determinista de toda predisposición genética y sugiere que factores externos como estilos de vida podrían influencian al ADN a cambiar su acción sin alterar su configuración genética. Se sospecha que estos cambios se controlan desde el ADN basura que desde ahora en adelante llamaré «el luminoso».

12. Epigenética espiritual- Es la que usa la intención y acción más inclusiva aprendida durante la experiencia onírica universal para perfeccionar nuestro

genoma material, causando la armonía holográfica de toda parte del holograma universal.

13. Genoma- es el conjunto de genes contenidos en los cromosomas (ADN), lo que puede interpretarse como la totalidad de la información genética biológica que posee un organismo o una especie en particular. Se origina del latín «genus» que significa linaje.

14. Holograma - Proyección tridimensional obtenida de una imagen plana por técnicas de rayos láser. Hoy se usa en televisión para transmitir la imagen de una persona a lugares distantes. Pronto veremos esta tecnología en nuestros hogares. Lo importante es entender que el científico Dr. Bhom estableció que de cualquier parte de un objeto o del universo se podría reproducir todo el original. Esto sugiere que la información de toda la imagen está contenida en cada una de sus partes, y que hay una forma de comunicación intrínseca entre todas ellas que no depende del tiempo y espacio.

15. Intención exclusiva – Es la acción guiada por el egoísmo, donde toda causa y sus efectos afectan las partes que componen al universo. Esta acción gene-

ra sufrimiento (experiencia correctiva de aprendiza-je) en el sujeto y objeto y se origina por el apego a la realidad virtual de los tres tiempos.

16. Intención inclusiva – Es la acción guiada por el amor, donde reconoce que todas las causas y efectos (resultados) afectan todas las partes por igual, como la frase de Jesús implico, «... todo lo que hicieron por uno de mis hermanos, aún por el más pequeño, lo hicieron por mí» (Mateo 25:40). Esta acción genera felicidad tanto en el objeto como el sujeto.

17. Interdependencia (efecto mariposa) -Concepto que describe la interacción entre las partes de un univer-so holográfico, donde la acción o reacción de una parte del universo afecta los otros componentes, parecido al efecto de un efecto en cadena (ripple effect) que se propaga por todo el espacio hológrá-fico universal. Se compara al descrito por el entrela-zamiento cuántico y la frase de los tres mosqueteros, «uno para todos y todos para uno». Debido a la sub-jetividad de la experiencia afectada en los sueños, los resultados de las acciones podrían obtener resul-tados totalmente diferentes, como describe el efecto

mariposa dentro del aparente desorden de la entropía universal.

18. Ley de causa y efecto (ley del amor)- Es la aplicación impersonal de la tercera ley de Newton a las experiencias resultantes de las acciones de los hologramas individuales durante su viaje interdimensional que resulta en efectos (desequilibrios) de diferentes tonalidades que el holograma responderá con desequilibrios equilibrantes proporcionales.

19. Libre albedrío - Parte de los atributos del ser que, dentro de sus capacidades o limitaciones, escoge la opción más beneficiosa en un momento dado de su experiencia individual. El libre albedrío no es igual para todos; varía según su nivel de desarrollo espiritual, inteligencia, situación social, política, ética y salud individual. Se asocia con la voluntad del ser para actuar con libertad relativa según las opciones disponibles a su experiencia durante su travesía interdimensional. Esta visión, si está enfocada en el individualismo, genera la acción individual extrema conocida como egoísmo.

20. Materia: Cualquier cosa que ocupa espacio y puede ser pesada y medida. Es el mundo que podemos ver sin los sentidos físicos.

21. Mutación - Es cualquier alteración o variación en el código genético original, es decir, una alteración de los genes de los cromosomas. Es una adaptación de código genético ante lo bueno, malo o tóxico a lo que el organismo viviente se expone y que altera el estado de salud y supervivencia del organismo vivo. Por su influencia, se clasifican en beneficiosas o dañinas. No todas se manifiestan activamente y solo se activan por efectos específicos de la influencia de los estilos de vida a los que el organismo se expone.

22. Sinergia (energía Yin) - Fuerza universal centrípeta unificadora, la que nos facilita armar el rompecabeza de aparente caos de la energía Yang.

23. Tiempo - Es una definición muy subjetiva de la experiencia del observador cuando interpreta una serie de eventos con sus cinco sentidos y, basado en la capacidad cerebral de la memoria, los divide en segmentos imaginarios (virtuales) de presente, pasado y futuro. Para determinar el tiempo, utilizamos referencias a los cambios observables de las estaciones (climas) y la rotación del día y la noche. Basado en estos cambios el hombre ha dividido el tiempo en secciones de segundos, minutos, horas,

días, meses, años, siglos, etc. ¡Ahora entienden porque es tan difícil llegar a tiempo a las citas!

24. Universo holográfico- Tiene las características de un holograma, y todas sus partes son interdependientes con las otras en una relación parecida a la descrita por el entrelazamiento cuántico (ver glosario) donde la experiencia de cada parte redunda en un efecto en cadena inevitable en todas las otras. Este podría describirse como el efecto de los tres mosqueteros, «uno para todos y todos para uno». Debido a la subjetividad de la experiencia afectada en los sueños, los resultados de las acciones podrían obtener resultados totalmente diferentes, como describe el efecto mariposa *(butterfly effect)* dentro del aparente caos de la entropía universal.

INTRODUCCIÓN

Felicito a todos los que han llegado al nivel 201, una fase más avanzada del segundo nivel escolar de nuestra Escuela de la Vida. Ustedes no se amedrentaron por la intensidad de los exámenes ni se copiaron de sus condiscípulos en sus respectivos niveles de aprendizaje.

En el nivel 101 tratamos de estimularlos a contestar los tres enigmas de nuestra experiencia terrenal: ¿Quiénes somos? ¿De dónde vinimos? ¿Hacia dónde nos dirigimos? Por medio del análisis de testimonios, la evidencia científica y la filosofía esbozada por los grandes sabios, tratamos que ustedes, en una mirada hacia la parte más profunda de su interior, las contestaran individualmente. En el primer libro hicimos mucho hincapié en que todo fracaso siempre redunda en un proceso de instrucción o aprendizaje, que nos permite reestructurar nuestro plan de estudio para seguir tomando los exámenes incesantemente hasta aprender la lección. Estos exámenes no deben considerarse como castigos de los regentes de nuestra escuela universal, sino más bien como actos amorosos de paciencia y confianza en nuestra capacidad para pasarlos. Recuerden que los «colgaos» eran los que se daban por vencidos y dejaban de tomar sus exámenes.

En el nivel 1.2 nos quisimos dirigir a las mentes más jóvenes, para quienes su perspectiva diaria está más basada en la tecnología moderna. Por eso, transformamos la visión científica y religiosa tradicional a una más cibernética. En esta, nos convertimos en programadores y navegantes de dominios cibernéticos, que variaban su experiencia individual según la pureza de los programas y el grado de corrupción de estos. Por lo tanto, la mejor manera de mejorar nuestra experiencia individual de navegación es reprogramando, actualizando nuestros softwares y depurando nuestros sistemas operativos de toda invasión viral. En cada uno de los tomos anteriores introducimos técnicas que nos facilitan el proceso de reprogramación y aprendizaje, sobre los cuales seguiremos profundizando según publicamos los próximos niveles.

En el nivel 103 descubrimos nuevos ángulos a las tres preguntas expuestas en el nivel 101, y discutimos intensa y detalladamente el origen y las técnicas que nos ayudan a erradicar efectivamente toda contaminación viral, o culpa. Aprendimos cómo somos responsables de permitir la culpa, sin querer queriendo, en nuestros programas de aprendizaje. Estas alteraciones se comparan con cicatrices emocionales en el espejo de nuestra mente que aún no han sanado, sufridas durante la travesía.

El nivel 104 fue un repaso detallado de todas las lecciones de los primeros tres niveles para los que los leyeron. Pero, también es un compendio muy completo para los estudiantes avanzados que llegan de otras escuelas y que desean incorporarse a la próxima trilogía sin leer los primeros libros. Después de leer la selección de frases del 104 y su explicación, los nuevos discípulos deciden si continúan con los próximos niveles o si quieren leer los niveles anteriores antes de proseguir en nuestro sistema escolar.

Los niveles básicos de la Escuela de la Vida no cubren el currículo de los buscadores de la salud holística que desean ayudar a otros a restablecer la suya. Por esto, decidí preparar un manual de autosanación para terapeutas en la serie 200 que completa los requisitos para pasar examen final de nuestras vidas. Esto da origen a *Espiritualidad 201, Descubriendo el sanador interior: un manual de autosanación para terapeutas*.

En Espiritualidad 201 enfoco mi esfuerzo educativo en explicar cómo todos los terapeutas, con sus diversos estilos, pueden ser más efectivos con sus técnicas sin dejar su campo de experiencia actual. Este libro orienta sobre cómo la intención del sanador y la percepción del enfermo son, en conjunto, la clave del éxito deseado por ambos. En estas páginas se discute el efecto placebo y la fe del paciente, y cómo ambos se complementan con la intención del terapeuta. Se incluirán conceptos previamente discutidos en otros libros, como la ley de causa y efecto y el karma del paciente y sanador. Al igual, se revisan las experiencias de enfermedad individuales y colectivas y cómo la herencia influye en todo el proceso de sanación. También presenta mi nueva perspectiva de la medicina, a la que llamo medicina holográfica, una visión más amplia de la enfermedad que incluye todos los componentes del universo holográfico.

En el segundo libro de la serie de postgrado, *Espiritualidad 202*, intentaremos integrar todo el conocimiento obtenido en nuestro viaje adentrándonos en las raíces causales más profundas de la relación materia-antimateria de nuestro holograma universal. Esto puede dar lugar a procesos desequilibrados que percibimos como enfermedades en la realidad biológica que conocemos como vida. Explicaremos de manera sencilla la compleja madeja de la ciencia epigenética y cómo los estilos de vida de nuestros antepasados influyeron en el estado actual de nuestro genoma mediante mutaciones en sus programas genéticos.

Los nuevos lectores deben saber que, al igual que en mis libros anteriores, esta es una guía para el autodescubrimiento de la verdad que reside en cada uno. Evita dar recetas o mapas de tesoros que aseguren la felicidad y bienestar. Esto conlleva un grado de esfuerzo en la introspección del material por el lector que le ayudará a progresar a su propio ritmo según su esfuerzo. La lectura de los niveles 201 y 202 puede ser beneficiosa para los lectores más evolucionados, pero muchos tendrán que leer los textos de la trilogía anterior, Espiritualidad 101, 103 y 104, para asimilar mejor el material.

El beneficio de lo aprendido en este libro no se limita al terapeuta. Más bien es inclusivo con el enfermo, que se considera un aliado causal en la experiencia de aprendizaje que es la enfermedad.

Como tradicionalmente acostumbramos, después de cada capítulo tendremos preguntas de estudio y ejercicios. Así desarrollaremos las destrezas necesarias para entender el mensaje de los capítulos. Mi intención inclusiva los acompañará durante su lectura, esperando que los ayude a despertar de la ilusión del sufrimiento y enfermedad en sus vidas. Mi propósito es que entiendan sus experiencias buenas o malas como parte el mensaje de aprendizaje individual. Quizás así puedan entender cómo nuestras intenciones, inclusivas o exclusivas, nos responsabilizan por los resultados de estas acciones. Bienvenidos a este viaje de autosanación.

CAPÍTULO I

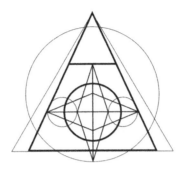

En el principio, después de la gran explosión de amor, el universo siempre buscaba la armonía en el equilibrio desequilibrante de sus partes

Como discutimos al principio de varios de nuestros libros, en el estado de sueño recuperativo del multiverso anterior solo existía la vacuidad inconsciente del ser, como un lienzo esperando la explosión creativa de la brocha del pintor.

La explosión o Big Bang que despierta al multiverso de su sueño provoca el primer desequilibrio creativo, dividiendo la energía del universo en dos partes. Esta separación crea un desequilibrio que produce la primera reacción equilibrante de la energía Yin que busca la reunificación de su opuesto, la energía Yang. De este proceso desequilibrante nace la consciencia del ser, la memoria y el tiempo.

La respuesta equilibrante de las partes, al desear volver a ser una, crea otro desequilibrio, el cual da origen a la tercera parte del triángulo de la creación. El hijo de Dios es el resultado de la reunión del Ying y Yang que da origen al Tai Chi que resume la cualidad desequilibrante creativa del universo. Esto lo dirigirá de ahí en adelante en el proceso creativo del nuevo multiverso.

El Tai Chi como símbolo arquetípico del equilibrio universal

Este símbolo es un arquetipo de la naturaleza contrastante y dual de toda acción en el universo, que se manifiesta en fuerzas contrapuestas y en ciclos recurrentes. Lo oscuro representa la falta de luz, lo frío, femenino, pasivo y centrípeto (que une, atrae, recoge). Lo blanco representa la luz, lo caliente, masculino, activo y centrífugo (que separa, que repele, que siembra). Las esferas de color en su opuesto simbolizan que el opuesto está siempre potencialmente dentro de su contraparte, listo para manifestarse siempre que el ciclo, tiempo o la línea sinusoidal del tiempo lo favorezca.

Este arquetipo contiene en sí una inmensidad de ideas como la maternidad, la paternidad, los ciclos climáticos, las reacciones químicas y físicas, los ciclos de la producción agrícola, ciclos fisiológicos de los organismos biológicos, la creatividad mental, etc. Si entendemos todo lo abstraído en este arquetipo, podemos crear nuevas e infinitas ideas para nuestra experiencia material.

El desequilibrio como el estado natural cambiante del holograma universal

Nuestro universo está en un continuo estado de desequilibrio equilibrante que, gracias a nuestra percepción subjetiva individual, congela la continuidad del tiempo con retratos instantáneos que guardamos en nuestra memoria. Es como una película de largo metraje que proyectamos con la cámara de nuestra mente. Esto ocurre a una velocidad relativa que convierte la experiencia instantánea y atemporal en una temporal con pasado, presente y futuro.

El apego de la mente a mantener todo en orden (equilibrio) genera las emociones que originan los sentimientos agradables y desagradables. Esto sugiere que el sufrimiento es una ficción del apego subjetivo de la mente a resistir el estado natural del continuo desequilibrio cambiante universal. Por lo tanto, los estados opuestos de felicidad-sufrimiento y salud-enfermedad son solo estados de equilibrio y desequilibrio, donde el holograma universal nunca escoge uno u otro. Tampoco debemos olvidar que la ley de causa y efecto aplica al proceso equilibrante, de manera que la intensidad del proceso ocurrirá proporcionalmente al desequilibrio inicial.

Como discutiremos en los próximos capítulos, la toxicidad que desequilibra nuestro universo holográfico y a nosotros como parte de él se origina en la interrupción del amor conectado al «nosotros» y se debilita por el enfoque egoísta del «yo». Esto atrapa nuestra conciencia en un espacio tridimensional limitado por el tiempo, aunque existimos en la atemporalidad de la experiencia holográfica. En términos sencillos, nuestra conciencia espiritual se siente atrapada en la conciencia física dentro del tiempo y el espacio. Esto genera un conjunto de experiencias emocionales, algunas agradables y otras desagradables, que nos llevan a buscar las primeras y evitar las segundas. Sin embargo, este apego a las experiencias placenteras nos expone a la experiencia humana del sufrimiento, ya que el tiempo y la entropía aseguran cambios constantes en las condiciones a las que estamos aferrados.

Observar tanto el equilibrio como el desequilibrio como procesos naturales es el proceso de la sabiduría de los maestros que aprendieron a vivir en el universo material, «con los pies en la tierra, pero los ojos en el cielo», y que el Buda llamó la filosofía del Camino Medio.

Preguntas de repaso

1. En sus propias palabras expliquen qué es un «desequilibrio equilibrante».

2. Recuerden momentos que ocurrieron de esa manera.

3. ¿Por qué toma tiempo entender la parte equilibrante del desequilibrio?

4. ¿Por qué en otros libros prefiero llamar a la ley del karma, la ley del Amor?

5. En su experiencia, intenten recordar las emociones asociadas con el apego a deseos o metas no satisfechas.

CAPÍTULO II

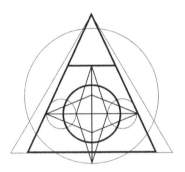

Los desequilibrios despiertan la consciencia de «somos»: la empatía de la experiencia universal

Los desequilibrios son las alarmas que alertan al holograma para tomar la acción equilibrante necesaria para su bienestar

Las experiencias de sufrimiento que consideramos desequilibrios y nos generan el estado de enfermedad son las que gradualmente van despertando nuestra consciencia holográfica inclusiva de «somos» y adormeciendo la consciencia exclusiva individual del «soy», que nos separa entre los infinitos contrastes de la dualidad. Estas experiencias anuncian que toda experiencia de equilibrio desequilibrante es interdependiente y holográfica. Este proceso despierta la paciencia y el entendimiento del perdón con los procesos desequilibrantes de otras consciencias que comparten el holograma.

Esto puede despertar nuestra empatía, paciencia y comprensión a través de los procesos de equilibrio del sufrimiento de otras conciencias que comparten el holograma.

El desequilibrio siempre es equilibrante para la consciencia holográfica

El desequilibrio equilibrante solo se percibe como un malestar en el holograma cuando una de sus partes rompe la continuidad o conexión de inclusividad. Debido al enajenamiento exclusivo generado por el apego preferente a uno de los estados de equilibrio desequilibrantes. Estos estados preferenciales de los segmentos individuales del holograma podrían ser considerados como de bienestar y salud en esa parte del holograma, aunque paradójicamente sean nocivos para el equilibrio total de ese holograma.

El apego a un estado de equilibrio desequilibrante u otro aviva la experiencia exclusiva hasta que nuestra consciencia holográfica se desconecta totalmente de su inclusividad. Entonces, la deja a la merced de la ley de causa y efecto, atrapada en el segmento ficticio tridimensional del renacimiento, enfermedad y muerte. Este aislamiento, junto con el apego, crea el enjambre de emociones contrastantes que dan origen a la ilusión del sufrimiento-alegría y enfermedad-bienestar.

La acción exclusiva inconsciente de esta parte del holograma genera más intensidad en la respuesta de desequilibrio equilibrante del holograma inclusivo. Esa respuesta aumenta la aparente severidad del sufrimiento y enfermedad en el holograma que se excluyó o separó de su estado original. Por ejemplo, si imagináramos nuestro planeta como el holograma de nuestra experiencia humana, las acciones irresponsables de individuos o gobiernos que están afectando la crisis climática parecerían ser beneficiosas para una región geográfica particular, pero podrían impactar negativamente otras áreas. Esto, a pesar de que el efecto mariposa (ver glosario) estaría generando desastres naturales tales como terremotos y huracanes, que afectan partes no relacionadas a las partes que empezaron el desequilibrio climático. Para la consciencia planetaria holográfica, no hay beneficios o desastres naturales regionales, sino solo desequilibrios equilibrantes que buscan armonizar el holograma planetario.

Todos los desequilibrios equilibrantes para las consciencias aisladas por la intención exclusiva parecerán ser negativas, como ocurre en el holograma biológico. Cuando estos se manifiestan como síntomas y enfermedades, solo son las alarmas de estos seres que están buscando despertar a la consciencia inclusiva holográfica y el bienestar holográfico. En mi experiencia clínica, frecuentemente observo la desconcertante reacción positiva de mis pacientes ante enfermedades y síntomas severos. En su perspectiva, tienen la madurez espiritual de entender estos como lecciones de amor equilibrantes para su organismo y no como castigos o sufrimientos injustos.

La enfermedad aparece en el universo material tridimensional con la intención exclusiva cuando el apego, las emociones y el tiempo vinculan el sufrimiento con los desequilibrios.

Cuando uno de los componentes del holograma individual que convive en la experiencia tridimensional del tiempo-materia excluye las experiencias de desequilibrio equilibrantes, por su apego a las equilibrantes, aparecen las enfermedades. Este desarrolla emociones contrastantes buenas para las que está acostumbrado a experimentar y negativas para las respuestas equilibrantes no esperadas por sus acciones exclusivas en el holograma. Su preferencia por el estado de equilibrio al cual está acostumbrado es lo que considera como bienestar. Su rechazo por el estado de respuesta equilibrante que el holograma promueve, y que el individuo considera como malestar, es la verdadera causa de su sufrimiento.

Cuando uno de los elementos del holograma individual está presente en la experiencia tridimensional de la materia en el espacio y el tiempo, esto evita las experiencias desagradables al equilibrar desequilibrios. Al aferrarse a las experiencias equilibradas (agradables), surgen emociones contrastantes. Esto es positivo cuando las respuestas son como se espera, pero perjudicial cuando son inesperadas. La preferencia (apego) por un equilibrio esperado y la aversión al no deseado son la verdadera causa del sufrimiento.

En otros libros enfatizo que el proceso de nacer, vivir, envejecer y morir es uno de varias experiencias inflamatorias esperadas, que en nuestra percepción exclusiva y egoísta parecería un proceso de deterioro que conocemos como envejecimiento. Este proceso puede ocurrir a ritmos variables, dependiendo de cómo utilizamos la vitalidad o reserva de energía que heredamos de nuestros progenitores. Si nuestros estilos de vida alimentarios y de actividad física, sexual o emocional son desequilibrados, el gasto de energía excesivo que nuestros hologramas usan para equilibrarlos produce la llamada vejez.

Estos estados de envejecimiento asociados a enfermedades (desequilibrios severos) incapacitan al individuo para poder recobrar su estado de equilibrio o bienestar original. Estos estados son equivalentes a los que conocemos como enfermedades crómicas y degenerativas. Muchos de estos desequilibrios se graban en nuestros genomas y se pasan a nuestra progenie como estados potenciales de enfermedades que pueden manifestarse de acuerdo con los estilos de vida que establezcamos.

Origen de la toxicidad del holograma y su relación con el proceso de enfermar

Los sistemas más interdependientes e inclusivos son menos tóxicos (desequilibrantes) que los exclusivos.

Esto es debido a que la vida consciente es un esfuerzo de equilibrio continuo (Yin), para contrarrestar la fuerza de la entropía (Yang) (ver glosario). Es parecido a observar nuestro bello y acicalado jardín volver a su estado original de yerbas y matojos salvajes al irnos de vacaciones por un tiempo prolongado. Por lo tanto, basándonos en la ley de la conservación de energía (ver glosario) deberíamos entender que la armonía del holograma tiene un costo y esfuerzo energético, que dependerá del desequilibrio o toxicidad de la entropía del sistema. Este costo fue el que describimos previamente como envejecimiento. Debemos entender que este estado tóxico resulta de nuestra falta de conciencia y responsabilidad con respecto a la naturaleza inclusiva o exclusiva de nuestras decisiones.

Por eso, los sistemas holográficos más interdependientes (inclusivos) tendrán más resistencia a la entropía y los más independientes (exclusivos) más debilidad. Esta tendencia a ser más propensos al desorden de la entropía se conoce como toxicidad y, en el reino biológico, como inflamación y envejecimiento, que se presenta con varios grados de síntomas y enfermedad. Esta toxicidad es el resultado correctivo, por la acción inconsciente o egoísta de las partes sobre su consciencia holográfica que conocemos como sufrimiento.

Así, los sistemas holográficos más interconectados son más resistentes al desorden, mientras que los menos interconectados son más débiles. Esta debilidad se refleja biológicamente en nuestro sistema inmunológico, haciéndonos más susceptibles a amenazas internas o externas para nuestro organismo.

En los planos más densos del universo material el ser biológico vive y sueña en ellos con los cinco sentidos de su organismo biológico. Los sentidos hacen que refuerce la exclusividad de su experiencia individual, que lo separa de la experiencia de sus compañeros de viaje en el universo holográfico. Aparentaría ser, falsamente, una experiencia solitaria de sufrimiento.

La realización limitada de tener un principio y fin de su experiencia biológica en el tiempo, da origen al ego y a las emociones que dan origen al sufrimiento. Esto nos debilita para contrarrestar la entropía de nuestro organismo y nos envejece (inflama) y acorta la longevidad y calidad de nuestra vida.

La pureza de la fuente de energía determina el gasto inflamatorio para equilibrar la toxicidad del holograma

El holograma busca siempre la forma menos costosa (gasto de energía) para mantener su equilibrio. Las fuentes más puras de energía y acciones más inclusivas que generen menos toxicidad serán las preferidas para esto.

Los planos de nuestra experiencia material biológica es donde podemos acumular esta toxicidad por la herencia de nuestros antepasados, de nuestros estilos de vida alimentarios y nuestros estilos de vida mentales y emocionales. Según nos dice la epigenética, el proceso de purificación se facilita primero por la detoxificación de lo heredado o acumulado, y luego, previniendo más toxicidad y asegurando la calidad o pureza de la energía de lo consumido.

El universo es una experiencia holográfica dentro de un inmenso multiverso holográfico

En este capítulo intenté describir las tendencias a la enfermedad como alarmas holográficas generadas espontáneamente por la conciencia universal para estabilizar la experiencia en beneficio de todas sus partes. En los próximos capítulos, explicaré cómo el enlace holográfico se extiende a otros universos o multiversos. Los componentes de cada universo, incluidos nuestros componentes físicos, son multiversos que responden a las leyes del enlace holográfico.

Preguntas de repaso

1. ¿Por qué en nuestra experiencia tridimensional terrenal es casi inevitable desarrollar la intención exclusiva?

2. ¿Por qué en la experiencia holográfica multidimensional es más fácil despertar la intención inclusiva?

3. ¿Cómo el tiempo lineal, la memoria, el apego y el sufrimiento fomentan la intención exclusiva?

4. ¿Es siempre innecesaria la acción exclusiva?

5. ¿Cuál es el origen de la toxicidad acumulada por el holograma individual?

CAPÍTULO III

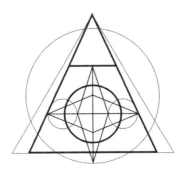

Una visión holográfica de la salud y la enfermedad

Visión holográfica del modelo

Dentro del contexto del modelo holográfico que apoya la nueva ciencia de la epigenética (ver glosario), quiero presentar un nuevo modelo del origen de la salud y enfermedad. Trataremos de demostrar que este nuevo modelo alberga inclusivamente todo modelo previamente postulado del origen de las enfermedades y que facilitará un manejo más preventivo e integral de estas.

Este modelo describirá la secuencia de los desequilibrios que se manifiestan dentro del continuo del tiempo en los componentes biológicos, mentales-emocionales, y espirituales. También describe cómo estos repercuten interdependientemente sobre el holograma universal (ver glosario) y cómo son grabados en nuestro genoma biológico. Este modelo también explicará cómo la influencia epigenética de los estilos de vida nocivos o saludables puede perpetuar o prevenir las enfermedades asociadas a estos.

Debemos tener claro que el sistema holográfico y sus componentes siempre son guiados por la ley de causa y efecto en respuestas inclusivas y especificas al desequilibrio creado en el holograma. Estas respuestas son el equivalente de las alarmas del organismo para corregir el desequilibrio antes que un daño irreparable ocurra. Estas respuestas, como hemos discutido en capítulos previos, son guiadas por ley de causalidad (Amor), que se activa por la inclusividad o exclusividad de la intención. Por eso, eliminar las alarmas (síntomas) como lo hace la medicina farmacológica moderna no es la manera integral o inclusiva de hacerlo.

Características esenciales del modelo

Recordemos que un holograma es una proyección tridimensional creada de una imagen plana, usando la coherencia de la luz del láser. La característica principal de esta proyección es que se puede reproducir en su totalidad de cualquier parte del holograma sin considerar su tamaño original.

La palabra holograma proviene de los componentes etimológicos holo (sol), que significa completo o entero, y grama, que significa grabar, escribir, o describir (lo total que se manifiesta por sus partes).

Dr. Bhom, un físico teórico, postuló una teoría holográfica sobre la relación mente-materia, donde la creación universal podría explicarse por la relación coherente de sus partes dentro de la particularidad holográfica del universo. Se basó en que la coherencia o interdependencia entre las partes de un holograma parecía sugerir que todos sus componentes estaban entrelazados en algún tipo de relación sin continuidad física.

Esta relación se comprobó posteriormente con la ley de entrelazamiento cuántico (ver glosario) de la física teorética.

El modelo que presento aquí postula que el ser humano y sus compañeros de viaje son hologramas individuales dentro del holograma universal, que responden todos unos con los otros en inclusividad interdependiente, parecida a la descrita en el fenómeno de entrelazamiento cuántico. Esto genera unos efectos específicos para los hologramas humanos que participan de la experiencia dependiendo de la experiencia y la sabiduría acumulada en sus intentos al acertar y errar.

Fundamentos esenciales de la teoría holográfica de la enfermedad

1. Es integral, coherente y entrelazada tanto en su origen, sus manifestaciones (enfermedad) y su corrección (tratamiento). Hay una correlación armónica e ineludible entre el desequilibrio y la corrección de este.

2. Tiene su tiempo de inicio y de resolución. Cada desequilibrio tiene principio y fin en proporción al impacto en el equilibrio holográfico.

3. El proceso de enfermarse (desequilibrio) se archiva dentro del holograma y es esta información la que se graba y transmite de generación a

generación en nuestro genoma. La corrección de este desequilibrio sana la enfermedad.

La salud holográfica

Antes de atender las necesidades de sus componentes individuales, el holograma siempre busca el equilibrio (salud) interdependiente de todo el universo.

- El holograma universal se enfoca en el bienestar del todo por encima de las partes individuales, y permite procesos inarmónicos regionales que equilibran el total. Estos son los síntomas que tanto malestar nos causan. Los efectos climáticos de nuestro planeta son buenos ejemplos de esto.

- El propósito primordial de los síntomas es alertar al holograma y buscar la corrección de la causa principal del desequilibrio. Es algo parecido al concepto de lecciones de amor para explicar el sufrimiento en nuestras vidas que describí en mi libro, *Espiritualidad 103: La Clave del Perdón.*

- El efecto correctivo se enfoca en una secuencia progresiva de los desequilibrios que afectan más la interdependencia total del holograma que los que son menos impactantes sobre el total. Por eso, nuestro organismo, aunque tenga muchos síntomas, solo se puede enfocar en el más prominente. A su vez, solo nota los menos prominentes cuando va corrigiendo con prioridad las causas de los más notables. Parecería que la resolución y aparición de estos sucede como si estuvieran ocurriendo en niveles o capas, como al pelar una cebolla.

La geometría sagrada del universo holográfico yace dentro de los círculos de conciencia que crean su interdependencia

A medida que descubrimos nuevos aspectos de las leyes universales, siempre he sostenido que el conocimiento es como círculos concéntricos progresivos que expanden sus diámetros e incluyen los datos del círculo anterior. Como resultado, ninguna experiencia de aprendizaje debe descartarse, ya que puede ser útil cuando llegue la oportunidad. Por eso, la sabiduría crece con nuestros errores, no solo con nuestros éxitos.

La entrelazamiento cuántico destaca esta dinámica de manera más completa que todas las frases filosóficas anteriores, como «como arriba, es abajo». Esto abarca una perspectiva macro y micro de la física.

En la actualidad, las limitaciones de la ciencia y sus instrumentos aún necesitan unificar todas las leyes teóricas de la física que podrían explicar la relación holográfica interdependiente de nuestro universo.

Preguntas aún sin respuesta incluyen: ¿Tiene el universo un punto de inicio y fin? ¿Qué existía antes del big bang? ¿Cómo ven las leyes científicas la existencia de nuestra conciencia en un universo multidimensional postulado? ¿Existen multiversos? ¿Cómo podemos conciliar estas posibilidades con las creencias religiosas tradicionales?

Un modelo holográfico del universo

Comencemos desde el microcosmos y adentrémonos en el macrocosmos.

Materia: partículas elementales y átomos, elementos, compuestos químico-orgánicos, organismos biológicos, planeta Tierra, sistema solar, galaxia Vía Láctea, galaxia Cúmulo de Virgo, supercúmulos de galaxias (diez millones de estos en el universo), nuestro universo, nuestro multiverso dentro de infinitos otros multiversos. Como puedes observar, esta es una historia interminable con una trama muy entretenida que nunca te aburrirá, al igual que este libro.

Antimateria: Esta porción invisible e indefinible se calcula que ocupa el 96% de nuestro universo. En mis libros anteriores, la menciono como nuestra fuente de origen, el espíritu o el vacío indefinible que existía antes del big bang.

Al revisar nuestra cadena de manifestaciones micro-cósmicas y macrocósmicas en la materia, debemos entender que la interdependencia holográfica existe en todos sus componentes infinitos. Así que nuestro univer-so es una espiral atemporal de círculos concéntricos as-cendentes y descendentes que se encuentran en sus puntos de convergencia e interdependencia. Estos pun-tos de convergencia crean los movimientos en espiral de experiencias multidimensionales del tiempo. Si observas una escalera en espiral desde arriba o desde abajo, parecerá un círculo.

Enfermedad: buscando el equilibrio del holograma

La aparición de síntomas y enfermedades en nuestros hologramas individuales dependerá de los programas corruptos, o mutaciones, en nuestro ADN biológico. Esta activación ocurre por la introducción de experiencias tóxicas, mentales o alimentarias. Las mutaciones se activan por una extensa gama de materia prima alimentaria tóxica originada por hábitos alimentarios o mentales pobres.

La severidad del desequilibrio o enfermedad dependerá de la severidad de la mutación, de su duración en el genoma y de la reacción emocional del ser biológico a los síntomas. Por lo tanto, las mutaciones más antiguas toman más tiempo en desintoxicarse.

La clave para nuestro bienestar holográfico reside en purificar nuestros genomas, desintoxicando nuestro organismo de las mutaciones nocivas y activando nuestras mutaciones buenas al suplirle los materiales más puros.

Mientras más dure la mutación en el genoma, más tiempo tomará desactivarla. Así, el secreto para el bienestar holográfico reside en desintoxicar o equilibrar nuevamente nuestros genomas desintoxicando nuestros organismos, facilitando así nuestras mutaciones buenas al suplir la materia prima de excelencia.

Si persistimos en este proceso, llevaremos nuestro ADN biológico a su estado óptimo para asegurar la salud holográfica de nuestra descendencia.

Al continuar este proceso desintoxicante podremos purificarnos hasta llegar al equilibrio holográfico óptimo de nuestro ADN biológico. Entonces, solo las mejores mutaciones pasarán a la próxima generación.

Enfermedad holográfica de origen hereditario o adquirida

Las enfermedades hereditarias no solo son las que se transmiten por las leyes hereditarias modernas, sino que también incluyen las tendencias familiares a padecer con más frecuencias enfermedades tradicionales tales como asma, artritis, enfermedades autoinmunes, bipolaridad, depresión y cáncer.

Son estas donde la penetración de la enfermedad en uno de sus miembros familiares va a depender del efecto epigenético bueno o malo de sus estilos de vida actual.

Surge un dilema en el tratamiento debido a las opiniones divergentes sobre el proceso de la enfermedad, como se discute en nuestra teoría de la medicina holográfica. La medicina holográfica destaca que, al no tratar las raíces en el proceso de la enfermedad, similar a como ocurre en las plantas, la condición volverá a aparecer y no sanará. Excepto en el tratamiento de enfermedades infecciosas, la medicina moderna ha centrado sus esfuerzos en las ramas o síntomas de la enfermedad y no en sus causas.

Esta atención en erradicar rápidamente los síntomas ha dado lugar a una industria farmacéutica compleja y costosa que ha sido muy eficiente en el tratamiento de los síntomas, que son las señales de advertencia del proceso patológico, pero tienen efectos mínimos en erradicar o curar la causa en su raíz.

Esto ha permitido la progresión de las enfermedades hacia condiciones degenerativas severas y cáncer al no eliminar las causas primarias. Paradójicamente, esto ha creado un sistema médico que fomenta la persistencia del proceso de la enfermedad para asegurar su supervivencia económica.

Enfermedad holográfica adquirida: conexión emocional

Las enfermedades adquiridas normalmente son resultado del efecto combinado de la toxicidad alimentaria y emocional, pero en mi experiencia, el componente emocional es el más influyente. La toxina emocional más poderosa que precipita el proceso es la culpa reprimida en áreas profundas de la subsconsciencia, donde la experiencia se encarcela en un ciclo repetitivo junto con la persona histórica que la vivió.

La vergüenza y el sufrimiento asociado con la memoria del evento nos lleva a reprimir el recuerdo del evento junto con la persona que lo vivió. Esta persona se siente abandonada en la subsconsciencia de su presente actual. Esto promueve que la parte encarcelada le grite a la que la encarceló por medio de su sistema nervioso autonómico, usando síntomas como ataques de pánico, pesadillas, culpa, depresión, desórdenes endocrinos, desórdenes digestivos y dolores.

El perdón y la empatía que surgen de la conciencia de nuestra existencia holográfica inclusiva y sostenida por el amor son el remedio más efectivo para sanar la culpa.

En mi práctica ayudamos al paciente a localizar los eventos reprimidos y, usando la clave del perdón para liberar a la persona encarcelada, la traemos al presente-futuro. Entonces, reprogramamos sus estilos de vida tóxicos, y con esta combinación la mayoría de sus síntomas desaparecen y renace en ellos una visión de vida más esperanzadora.

Estas alteraciones emocionales adquiridas en nuestro ADN son las más fáciles de revertir y evitar que pasen a futuras generaciones. Al igual que muchos otros autores, opino que las emociones tóxicas son uno de los factores primordiales en la activación de programas precancerosos en nuestros genomas.

En mi libro *El código del perdón*, comparo las enfermedades o lesiones de nuestro organismo con heridas autoinfligidas sostenidas en batallas internas entre guerreros de la luz (espíritu) y de sus sombras (ignorancia del ego).

Existen otras técnicas disponibles para que los terapeutas liberen estas emociones reprimidas, pero mi preferencia es fomentar la liberación personal por parte del paciente.

Las lesiones autoinfligidas generadas por el estrés pueden ser la causa de enfermedades

Un equilibrio adecuado entre los sistemas nerviosos simpático y parasimpático asegura la respuesta apropiada de los sistemas cardiovascular, gastrointestinal, endocrino (glandular) e inmunológico, esenciales para la supervivencia de nuestro organismo. Estudios recientes demuestran sus efectos perjudiciales en el sistema inmunológico y la depresión clínica. Otros estudios aseguran que la exposición crónica al estrés puede afectar la funcionalidad cognitiva de los ejecutivos. Los efectos de la hiperactividad en el sistema simpático pueden generar irregularidades cardíacas e hipertensión. Hay un aumento en las tasas de ataques cardíacos durante las horas pico del tráfico. Dado que el sistema autónomo está conectado a todos los principales órganos, cualquier disfunción puede precipitar alteraciones en esos órganos afectados.

A menudo culpamos a nuestro sistema gastrointestinal por las desarmonías emocionales, que pueden manifestarse con hinchazón, indigestión, acidez, diarrea y estreñimiento. Como se discute en esta sección, la respuesta repetida al estrés puede debilitar nuestra respuesta de emergencia a una crisis de vida o muerte.

En esta sección, me gustaría adentrarme más extensamente en la respuesta al estrés del organismo humano e intentar responder a las siguientes preguntas: ¿Cuál es exactamente su propósito? ¿Cómo nuestro organismo lo procesa? ¿Cuáles son las diversas etapas de la respuesta? ¿Cómo reconocemos sus efectos en nuestros cuerpos? ¿Cómo podemos adaptarnos a su impacto sin efectos perjudiciales en nuestros órganos?

La relación entre el estrés y las emociones en las enfermedades

Este es el mecanismo fisiológico que el cuerpo desarrolló para adaptarse y sobrevivir en su entorno externo e interno. Este mecanismo de adaptación implica el uso diario y el desgaste de nuestro cuerpo debido a su adaptación (envejecimiento). Desde el nacimiento, el ser humano está expuesto al estrés desde el útero materno, como con su primer aliento, llanto, exposición a temperaturas extremas y la necesidad de ingerir nutrientes para sobrevivir y eliminar toxinas acumuladas. No es solo la tensión en nuestro sistema nervioso; es toda la tensión que ocurre en todas las partes del cuerpo y en todos sus sistemas. No es ni bueno ni malo, tal como nuestro primer beso amoroso, el sexo, los deportes competitivos o la primera vez que conducimos un automóvil solos.

Esta respuesta está controlada por una interacción entre los sistemas nervioso, endocrino e inmunológico, en la que se produce una liberación compleja de hormonas y neuropéptidos que prepara al cuerpo para defender su integridad. La siguiente tabla describe las reacciones de nuestro sistema ante el estrés.

Respuestas de nuestros sistemas ante el estrés
Dilatación pupilar
Aumento del metabolismo y la temperatura
Aumento de la frecuencia y fuerza del ritmo cardíaco
Aumento de la presión arterial
Aumento de la frecuencia respiratoria
Aumento de la circulación arterial hacia el cerebro, el corazón y el músculo

La respuesta de adaptación consta de tres partes:

A. La reacción de alarma

B. Etapa de resistencia

C. Etapa de agotamiento o desgaste

Respuesta de alarma y resistencia

Estas dos son las que generalmente ocurren en personas saludables. La respuesta de alarma activa el proceso cuando se expone a una situación perjudicial o que amenaza la vida. El sistema entra en un estado de alerta ante cualquier eventualidad.

Etapa de agotamiento

Si, por causas repetidas, activamos y mantenemos el sistema en alerta de manera excesiva, puede colapsar. El cuerpo nos advierte del posible colapso al presentar síntomas físicos o mentales, como enfermedades infecciosas frecuentes, insomnio, cansancio extremo, trastornos digestivos, hipertensión, depresión, tristeza, adicciones y pérdida de libido. La respuesta típica se vuelve problemática cuando la interpretación individual del peligro activa falsamente la respuesta, llevando al agotamiento.

La respuesta adaptativa se originó en humanos y animales primitivos para adaptarse y sobrevivir en un entorno hostil bajo la constante amenaza de la muerte. La base de la etapa de agotamiento se origina en la interpretación subjetiva de peligro inmediato para el individuo, que en nuestros divergentes estilos de vida y crianzas modernos ha creado una exageración de temores dentro de los desafíos habituales que surgen en experiencias educativas, profesionales y familiares.

Grandes expectativas dan lugar a grandes frustraciones

Las expectativas de los demás y de nosotros mismos, junto con la falta de autoconocimiento de nuestras capacidades, nos llevan a repetir episodios de frustración y enojo, que terminan en una autoestima abismal. Estas experiencias frustrantes activan repetidamente el mecanismo de estrés hasta que nuestro sistema colapsa. Debemos darnos cuenta de que la activación neurohormonal tarda veinticuatro horas en desactivarse, lo que implica que los efectos en el cuerpo se prolongarán después del evento precipitante.

Señales que indican que estamos agotando el sistema
Opresión en el pecho y palpitaciones
Sequedad bucal y en la garganta
Falta de claridad y enfoque mental
Comportamiento impulsivo e inestabilidad emocional
Fatiga física y mental
Temores infundados
Sudoración exagerada
Irritación ante ruidos fuertes y luces
Insomnio
Trastornos digestivos
Dolor y irregularidad menstrual
Dolor y espasmos en el cuello y la espalda
Apetito alterado
Adicciones
Efectos fisiológicos de una respuesta de adaptación prolongada
Niveles aumentados o disminuidos de hormonas tiroideas
Niveles disminuidos de testosterona
Niveles aumentados de prolactina
Respuesta disminuida de LH normal y ovulación
Aumento de los niveles de glucosa en sangre
Ritmo circadiano alterado a través de la glándula pineal

Evidencia experimental de los efectos en el sistema inmunológico
Respuesta de anticuerpos disminuida
Disminución del rechazo de injertos de piel
Desarrollo de enfermedades autoinmunes en animales (artritis reumatoide)
Aumento del crecimiento de tumores en animales

Enfermedades relacionadas con el estrés prolongado	
Úlceras pépticas	Enfermedades autoinmunes
Colitis ulcerosa y enfermedad de Crohn	Hipertiroidismo
Colon irritable	Asma bronquial
Cistitis intersticial	Depresión
Hipertensión	Cáncer
Ataques cardíacos	

¿Por qué la variabilidad individual en la respuesta y el desarrollo de síntomas?

Se sabe que la respuesta del cuerpo puede ser más intensa en órganos o sistemas específicos. Se postula que esto depende de rasgos hereditarios y estilos de vida, como la nutrición, el entorno laboral, el género, la edad, la educación y la situación económica.

Infelicidad y apego: el vínculo emocional con los orígenes del estrés

La búsqueda incesante de la felicidad se centra en bienes materiales. El reconocimiento y el prestigio basados en las leyes del mundo generan insatisfacción perenne, especialmente cuando nos enfrentamos a la realidad de que es imposible ser feliz todo el tiempo. Esto nos impulsa hacia el vórtice insaciable de la búsqueda del placer. Discutiré el vínculo entre las emociones y la enfermedad en otras secciones de este libro. La meditación como una herramienta efectiva para volver a comunicarnos con nuestra fuente o creador también se abordará en otro segmento. La razón de nuestra ruptura en la comunicación con nuestra fuente interna o guía es la tendencia a no escuchar a Dios en nuestras oraciones.

Recuerda: la meditación nos ayuda a escuchar la respuesta a nuestras oraciones. Orar es hablar con Dios. Meditar es escuchar a Dios.

Técnicas de curación para nuestras heridas emocionales

El problema con la curación de las heridas emocionales es que, dado que se originan en causas mentales, no responden eficazmente a terapias basadas en lo físico, por lo que necesitan enfoques espirituales y cognitivos para sanar. Estas heridas emocionales persisten hasta que se eliminan todos los patógenos emocionales infecciosos. Puedes encontrar información sobre estos métodos que mencionaremos sin explicaciones detalladas en los medios. Todos ellos parten del concepto de que las emociones se almacenan con su código perjudicial, influyendo negativamente en el bienestar físico y presentando síntomas físicos.

1. Sicología tradicional: Sigue los principios fundamentales establecidos en la sicología académica.

2. Sicología transpersonal: Un enfoque terapéutico destinado a que los seres humanos alcancen niveles óptimos de bienestar y ayuda sicológica, resaltando modificaciones de estados de conciencia más allá de los límites del ego y la personalidad. Conecta la sicología con la espiritualidad, buscando la autorrealización y la autotrascendencia de la humanidad.

3. Ho'oponopono: Un arte hawaiano muy antiguo de resolución de conflictos basado en la reconciliación y el perdón. Los hawaianos originales, los primeros habitantes de las islas, solían practicarlo.

Morrnah Nalamaku Simeona (19 de mayo de 1913-11 de febrero de 1992) trajo y actualizó estas enseñanzas para los tiempos modernos. Hoy en día, son utilizadas por practicantes y terapeutas en diversas disciplinas.

Terapias para liberar emociones

1. Programación Neurolingüística (PNL): La PNL es un modelo que explora cómo funciona nuestra mente, cómo afecta el lenguaje y cómo utilizar este conocimiento para programarnos, haciendo nuestras vidas y actividades más fáciles y eficientes al mismo tiempo. Aunque la mayoría de los practicantes son sicólogos, no es un requisito estudiarlo. Tiene varias variantes para liberar y sanar emociones.

2. Hipnosis clínica: Practicada por médicos, no médicos y sicólogos, puede utilizarse para sanar heridas emocionales pasadas.

3. Terapia de regresión hipnótica: Aunque se utiliza para tratar experiencias emocionales que supuestamente se originan en vidas pasadas, algunos la utilizan para regresiones en esta vida.

4. Liberación Somato Emocional: Variante terapéutica de las terapias craneosacrales que ayuda a liberar la mente y el cuerpo de los efectos residuales de traumas pasados asociados con experiencias negativas. Investigaciones conjuntas del Dr. John Upledger y el biofísico Dr. Zvi Karni llevaron al descubrimiento de que el cuerpo a menudo conserva fuerzas físicas en lugar de disiparlas y a menudo guarda la energía emocional liberada por un trauma fisiológico, sicológico, emocional o espiritual. A medida que el cuerpo se cura, esta energía puede aislarse en un «quiste de energía». Aunque un cuerpo puede adaptarse inicialmente a la presencia de este «quiste de energía», finalmente se debilita o se cansa de albergarlo, lo que puede dar lugar a dolor, disfunción o estrés emocional.

5. Terapia craneosacral: Campo controvertido desarrollado a partir de la medicina osteopática tradicional por el Dr. John Upledger. Puede ser practicado por profesionales médicos y no médicos.

6. Acupuntura tradicional china: Mi favorita, ya que es parte de mi práctica de acupuntura, en la que

las emociones afectan a órganos específicos que se manifiestan como enfermedades orgánicas en el cuerpo. Reequilibrar el órgano implica eliminar el síntoma asociado.

7. Kinesiología Aplicada (*Touch for Health*): Es un método holístico derivado de la práctica clínica de la kinesiología aplicada. Permite activar los recursos del paciente para recuperar su salud con técnicas sencillas y eficientes. El Dr. John Thie lo creó basándose en los meridianos de acupuntura y lo dividió en cuatro niveles (I-IV) para iniciarnos en el conocimiento de la kinesiología aplicada. Este sistema enfatiza el restablecimiento del equilibrio estructural al principio de la recuperación de la salud, ya que es imposible experimentar una salud óptima si el cuerpo y los músculos están desequilibrados. Esta dinámica reconoce que los seres humanos poseen diversos aspectos: físico, bioquímico, emocional, intelectual y espiritual, y que todos requieren equilibrio.

8. *Tapping* de dedos y liberación de movimientos oculares: Alternativa notablemente efectiva que puede aplicarse de manera individual para liberar emociones, demostrando ser efectiva en

veteranos con trastorno de estrés postraumático (PTSD).

Las alteraciones emocionales en nuestro ADN son las más fáciles de cambiar y prevenir que se transmitan a las generaciones futuras. Al igual que muchos autores, creo que las emociones negativas son uno de los principales factores que activan programas precancerosos en nuestros genes.

Preguntas de repaso

1. ¿Cómo pueden hacer ustedes el vínculo de las emociones con enfermedades físicas y mentales?

2. ¿Cómo podrían definir una mutación en nuestros genomas? ¿Son todas estas nocivas para el organismo?

3. ¿Cómo podemos inhibir la aparición de las mutaciones nocivas y promover la aparición de las buenas?

4. ¿De qué factores depende la severidad y duración de una enfermedad (desequilibrio) en el organismo?

CAPÍTULO IV

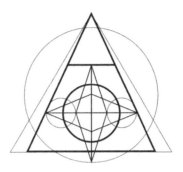

La importancia de la filosofía bioética en la práctica del terapeuta holístico

Nuestro universo visualizado como un ser o consciencia holográfica

Nuestro universo es un ser holográfico consciente regido por la ley de causa y efecto (ley del amor), que responsabiliza por igual a cada uno de los hologramas individuales que lo pueblan. Su propósito evolutivo es obtener la armonía funcional de todas sus partes para manifestar todo el potencial creativo en la forma más inclusiva para el beneficio de todas las partes del holograma. En mi opinión, este fue el propósito de la creación del ser humano en las dimensiones más sutiles, donde la consciencia humana se colocó en un estado de sueño e inocencia en el relato del Jardín del Edén. Ahí también debería despertar su consciencia para descubrir la inmensa creación que potencialmente generó el despertar del sueño de la gran explosión (Big Bang) de Amor.

El estilo de vida que incluye armónicamente todos los componentes de nuestra experiencia tridimensional biológica es lo que llamo la consciencia bioética.

¿Cómo se desconecta la parte individual del holograma de su origen? ¿Qué factores promueven este proceso?

Para comprender esto, consideremos que todas las partes del holograma universal deben tener un lenguaje único que las conecta después de la aparición de la dualidad con el big bang. El universo surgió en infinitas manifestaciones de tiempo y espacio, lo que generó la necesidad de mantener la comunicación entre sus partes y dio origen a innumerables lenguas después de la expansión inicial.

Esta diversificación de lenguajes provocó interrupciones en la comunicación entre las partes, especialmente entre el espíritu (antimateria) y la materia física. Esto crea una sensación aparente de aislamiento para la experiencia biológica, que responde desarrollando el ego como fuente. Este ego busca recordar sus verdaderos orígenes a través de la ley de causa y efecto y el ámbito emocional de la enfermedad y el sufrimiento.

La solución final es recordar nuestros orígenes y el lenguaje universal al reconectarnos con nuestros orígenes espirituales (antimateria). Para comprender nuestro olvidado lenguaje universal, recordemos que su alfabeto está compuesto por las letras del amor.

Paradójicamente, la experiencia del sufrimiento y el autoperdón despiertan la empatía y el amor en nuestra memoria holográfica. Aunque hay diversas técnicas para lograrlo, aquí revisaremos específicamente las técnicas de reconexión mediante la meditación.

La meditación

La meditación es una técnica autodirigida en la que enfocamos nuestros procesos mentales, ya sea interna o externamente, para establecer un estado de relajación física y mental que calma toda actividad mental. Este estado fomenta efectos fisiológicos agradables, armónicos y precisos en el cuerpo.

Esta técnica complementa los beneficios de las oraciones tradicionales y otras formas de comunicación verbal con nuestra fuente, similar a las conexiones por cable. Sin embargo, la meditación es más como una comunicación inalámbrica, donde, después de expresar nuestras necesidades y preocupaciones, esperamos en silencio la respuesta de la «persona» al otro lado. Incluso cuando cortamos nuestra conexión actual, podemos recibir respuestas continuas del otro lado al seguir nuestro hilo anterior. La fuente nunca se desconecta de nosotros, incluso si olvidamos regresar a nuestro hilo original.

Para conocer los beneficios de la meditación respaldados científicamente, consulta el décimo capítulo de mi libro *El Código del Perdón*.

Meditación: preparación y requisitos

1. La actitud adecuada

2. El lugar adecuado

3. El momento adecuado

4. La(s) técnica(s) adecuada(s)

La actitud adecuada

Esta debe basarse en la interdependencia con otros seres vivos y debe demostrar:

1. Sabiduría - conocimiento y comprensión

2. Humildad

3. Intención creativa, amorosa y desinteresada

4. Respeto - todos los seres tienen su luz potencial

5. Paciencia - sin exigencias temporales ni expectativas, cada persona progresa a su propio ritmo.

Estos son los atributos intrínsecos al guerrero de la luz.

El lugar adecuado

El entorno debe tener las características que fomenten la tranquilidad adecuada en el cuerpo y la mente:

1. Seguridad física y privacidad

2. Temperatura agradable

3. Atmosfera y aire libres de contaminación

4. Libre de ruido

5. Espacios naturales abiertos, como montañas, cerca de lagos, mares y bosques

Es evidente que, en nuestras vidas modernas, no siempre podemos acceder fácilmente a lugares con todas las características anteriores, pero podemos establecer un lugar privado en nuestro hogar y darle nuestro toque personal, que tenga la mayoría de las características previamente mencionadas.

El momento adecuado

La recomendación habitual es meditar temprano en la mañana, cuando la mente y el cuerpo están más descansados, pero está bien por la noche para aquellos que se sienten mejor en ese momento del día. Inicialmente, debemos comenzar con períodos cortos de cinco a diez minutos o el tiempo que podamos manejar sin que el cuerpo y la mente se quejen. Verás que, con más experiencia, meditar durante media hora se vuelve fácil. La frecuencia ideal sería obtener mejores resultados a diario.

La técnica adecuada: postura

Según todas las tradiciones asiáticas, el cuerpo y la mente se reflejan mutuamente a través de una red interminable de canales de energía, concentrados en algunas áreas del cuerpo como centros de energía o chakras. Esta red de energía debe fluir armoniosamente para que nuestro cuerpo funcione y para que la mente y el cuerpo se comuniquen de manera efectiva. La postura correcta del cuerpo es esencial para llevar a cabo su circulación de manera apropiada. Aunque hay muchas variantes, discutiremos los siete puntos de postura recomendados por el Buda Vairocana.

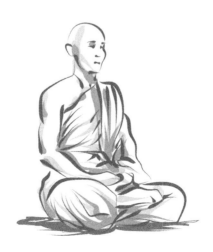

Adopta una postura de loto medio o loto completo

1. Las piernas se entrecruzan en medio loto o loto completo.

2. Las manos se colocan entrelazadas sobre la falda, la derecha sobre la izquierda con los pulgares tocándose ligeramente. Otra alternativa es poner las palmas sobre las rodillas.

3. La columna vertebral debe estar perfectamente vertical.

4. Los codos no deben tocar los lados del cuerpo. Para obtener este efecto debemos levantar los hombros ligeramente.

5. La cabeza está levemente inclinada hacia abajo, pero el cuello esta alineado con la columna vertebral.

6. La boca esta con la quijada relajada y ligeramente abierta con la lengua en contacto con el techo del paladar.

7. Los ojos se mantienen semiabiertos naturalmente, dirigiendo su foco hacia la nariz o a 30° hacia el frente o al piso. Si se cerraran naturalmente está bien, siempre que no los apretemos.

Modificación postura sentada

Para personas mayores o con problemas de flexi-
bilidad o impedimentos, se puede meditar sentado
mientras mantengamos los requisitos anteriores, especialmente el de la espalda. No deben apoyarse en el
espaldar de la silla (ver imagen).

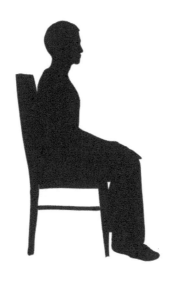

Postura sentada modificada

La técnica - resumen

1. Relajación del cuerpo (posición y actitud apropia-
   das, estiramiento ligero, visualización de un momento agradable).

2. Crear el espacio mental (desarrollar el sentimiento de protección con un círculo de amor).

3. Concentración: enfocar la mente (Shamata).

4. Liberar la mente y permitir que se funda con sus orígenes (silencio, espacio, vacío) (Vipassana).

5. Reintegración en nuestra realidad material.

6. Dedicación de méritos (dar gracias y compartir).

Las dos técnicas de meditación budista tibetana: shamata y vipassana

Shamata (concentración)

Al principio, la mente se comporta como un mono salvaje que brinca de rama en rama incesantemente. Para tranquilizar la mente, el método más efectivo es enfocarla en objetos externos o internos.

Shamata externa

En esta, usamos como foco de nuestra atención objetos con un significado agradable, tales como:

1. Objetos sagrados o religiosos

2. Una vela prendida

Shamata interna

En esta técnica, nuestro foco de concentración es el fluir de nuestra respiración.

Al observarla, debemos asegurarnos que no es forzosa, y que al inhalar permitamos que el abdomen se expanda para permitir el flujo máximo de aire a nuestros pulmones.

La expiración usualmente debe ser un poco más prolongada que la inspiración (el doble de tiempo).

En esta técnica hay una intención o esfuerzo para tranquilizar la mente, y debemos practicarla hasta sentirnos cómodos por periodos de por lo menos quince minutos.

Después de dominar esta técnica, podremos pasar a la próxima, Vipassana, en la que no nos esforzamos. Una técnica frecuente es enfocar en las fases espiratorias e inspirativas de la respiración.

Vipassana (meditación sin esfuerzo)

En esta, cuando ya aprendimos a tranquilizar o enfocar la mente, empezamos a observarla y a soltarla sin restringirla. El propósito es observar su naturaleza de incesante actividad totalmente independiente de quien la observa. Debemos visualizar que los pensamientos son como nubes pasajeras en el cielo, pero que no son el cielo. Nuestra verdadera mente trascendental, como un espejo mágico, corresponde al cielo limpio y, si nos enfocamos en las nubes, no veremos el cielo. Vendrán múltiples pensamientos positivos, negativos, calmantes o excitantes, pero todos debemos dejarlos pasar sin enjuiciarlos como buenos o malos.

Cuando nos encontremos siguiendo nuevamente cada pensamiento, entonces debemos volver a enfocar nuestra mente en la respiración hasta tranquilizarla, para empezar a soltarla nuevamente.

Medidas de apoyo a la meditación

En las etapas iniciales algunas personas necesitarán ayudas externas para relajar la mente, tales como:

- Incienso

- Música – mantras

- Altares y figuras religiosas

- Oscuridad

Cada uno hará lo que más cómodo le sea.

Técnicas suplementarias a la meditación

1. Visualización

2. Contemplación analítica

3. Presencia en la acción – conciencia

Visualización

1. Está basada en que nosotros, con una herencia común de donde se origina este universo, podemos ser cocreadores de nuestra realidad futura visualizándola en la imagen de nuestro espejo-mente.

2. Relación del pasado, presente y futuro - en la visualización podemos romper la barrera del tiempo, y crear en los tres tiempos. (Vean la meditación-visualización del Guerrero de la Luz en el capítulo 8.)

3. Esta técnica ha sido parte del entrenamiento de los grandes atletas y artistas musicales en nuestro mundo.

4. Podríamos compararla con la creación de una pintura o película tridimensional, en donde nos

veremos tan reales como nos vemos en nuestro diario vivir.

5. En realidad, es un tipo de creación imaginaria en el espejo-mente, que soltamos a través de los espacios entre las dimensiones y que nos facilita manifestar esa realidad visualizada en nuestro mundo material.

Contemplación analítica

1. Método usado por muchas escuelas orientales para entender analíticamente, dentro de los parámetros de la lógica y la razón, el por qué de la estructura y origen de nuestro universo. Es un método que trata de integrar el mundo de lo material con el mundo espiritual por medio del uso de la razón.

2. De esta contemplación nacen todas las variables visiones filosóficas orientales.

Presencia en la acción - conciencia

1. Se basa en la capacidad de llevar la presencia mental del estado meditativo a la acción rutinaria de nuestra vida.

2. Depende inicialmente de un esfuerzo de observarnos, o prestar más atención a nuestras acciones e intenciones diarias y sus efectos sobre otros.

3. Es un estado de alerta, parecido al de observar nuestra mente en la meditación sentada, donde la observamos sin enjuiciarla, pero donde estamos conscientes de la motivación y resultado de nuestra acción sobre los otros.

4. Nos permite prevenir acciones inapropiadas y no repetirlas nuevamente.

5. Con el tiempo, nuestras acciones serán más espontáneas y naturales, sin necesidad de controlar nuestra mente.

La autoestima y la culpabilidad

Uno de los muchos efectos de la meditación sobre la mente es la capacidad de mejorar nuestra autoestima gradualmente, y de pacificar nuestro sentido de culpa.

Dependiendo de nuestra experiencia durante las batallas, y de la pureza de las imágenes visualizadas en nuestros espejos-mentes, todos tendremos temores, fobias y culpabilidades en algún grado, como cicatrices emocionales de la batalla.

La meditación nos hace entender la realidad de que todos tenemos nuestro origen en el mundo luminoso del Espejo Mágico.

Todos poseemos la luz o potencial de manifestar las cualidades de esta energía. Con el tiempo, la meditación nos ayudará a reconocerlas en nosotros y en otros y a manifestarlas en nuestra vida.

Características de la visión bioética en la medicina que el terapeuta debe mantener

1. No existen las enfermedades, sino los enfermos. Por eso, no se deben tratar las enfermedades sino a los enfermos.

2. Las enfermedades son el resultado de nuestra ignorancia sobre cómo cuidar y prevenir los desequilibrios que producen los avisos o alarmas en el cuerpo que llamamos síntomas y enfermedades.

3. Toda la memoria sobre cómo se causaron los desequilibrios se archiva en los registros o memoria del ADN de cada célula del cuerpo.

4. Todo lo que entra a nuestro cuerpo por cualquiera de los cinco sentidos que no reconozca el organismo como beneficioso se considera tóxico y el organismo reacciona inmunológicamente para protegerse por medio del proceso inflamatorio.

5. Este proceso inflamatorio, en sus primeras fases, nos activa alarmas conocidas como síntomas, que pueden ser corregidas inicialmente sin mucha dificultad. Pero, si las causas no son corregidas, el proceso inflamatorio progresa a etapas más avanzadas de toxicidad que llamamos enfermedades.

6. Parte del proceso inflamatorio tóxico de nuestros antepasados («... que castiga la maldad de los padres en los hijos y en los nietos, hasta la tercera y la cuarta generación.» - Éxodo 34:7), nos hace propensos a ciertas enfermedades más que a otras, dependiendo de la toxicidad de nuestros estilos de vida.

7. La mayoría de las terapias modernas de la medicina se enfocan en eliminar los síntomas, pero no en eliminar la causa de la enfermedad. Por eso, las terapias que tratan los síntomas no resuelven permanentemente los problemas, los síntomas

recurren nuevamente y permiten que la toxicidad progrese a enfermedades más graves.

8. La peor toxicidad se debe al efecto mental de las emociones tóxicas guardadas en la parte sub-consciente de nuestras mentes, desde donde sutilmente nos autoinfligimos las peores enfer-medades. Es en esta situación donde la clave del perdón obtiene los mejores resultados.

9. El proceso de sanación más efectivo es la desin-toxicación de toda la toxicidad física y mental acumulada y la reversión del proceso inicial que originó la intoxicación.

10. Este proceso anterior, para ser efectivo, debe llevarse a cabo por la persona que lo ocasionó y no puede sanarse con ninguna terapéutica terrenal o espiritual guiada por terceros.

11. La fe, al recordar nuestro origen de luz, facilita el proceso reconectando al hijo del hombre (cuerpo) con el hijo de Dios (espíritu). Pero, sin el esfuerzo de aprender la lección de amor escondida dentro del sufrimiento de la enfermedad, y sin aceptar la responsabilidad en su creación, el ser no será merecedor de la sanación final.

12.La anterior nos ayuda a eliminar el sentimiento de que la culpa es de otros, que nos hace creer que somos víctimas inocentes de un destino injusto. Hasta los desequilibrios heredados pueden corregirse por la nueva ciencia de la epigenética que nos permite eliminar los efectos tóxicos de nuestro genoma.

Cuando el hijo del hombre recuerda su origen como hijo de Dios, empieza a ver toda experiencia de sufrimiento como lecciones de amor y entiende la siguiente frase, «Dios le ofrece las pruebas más difíciles a los mejores estudiantes». Esto lo convierte en un aliado de la luz y el amor para ayudar a purificar la toxicidad (pecados) cometida por sus antepasados, cuando, «no sabían lo que hacían».

Este estilo bioético de convivencia es lo que la ciencia ahora conoce como la epigenética y es el instrumento más preventivo y terapéutico para corregir los defectos en nuestro genoma.

El terapeuta que usa esta filosofía nunca fracasa en su esfuerzo terapéutico, porque es un facilitador que dirige su intención a apoyar el proceso equilibrante interdependiente del universo en el enfermo, sin entorpecerlo. Por eso, no comete el error de equilibrar las manifestaciones terciarias del holograma sin corregir simultáneamente las primarias en las partes más profundas del organismo, ya que entiende que las terciarias reaparecerán hasta que no se equilibre la raíz del proceso desequilibrante.

La compasión y empatía deben guiar el proceso terapéutico

Una de las cualidades que más fortalece al terapeuta y al resultado de la terapia es la solidaridad que percibe el paciente con la intención compasiva del terapeuta. Esto genera un vínculo inclusivo que los une en un lazo triangular facilitador de intercambio energético entre el paciente, terapeuta y el universo holográfico. Este vínculo nace de la perspectiva del terapeuta al entender que los errores que el paciente cometió para crear el desequilibrio, el terapeuta puede cometerlos o los ha cometido ya.

La pena es una manera despectiva de ver la experiencia de enfermedad del paciente, donde el terapeuta no puede entender que le puede ocurrir lo mismo.

Esta visión, opuesta a la compasión, interrumpe el flujo energético entre las partes del triángulo energético de sanación.

Preguntas de repaso

1. ¿Cómo puede el terapeuta promover bienestar en el paciente si no puede eliminar los síntomas del desequilibrio resultante?

2. ¿Cómo podemos hacer entender al paciente su responsabilidad en el origen de su síntomas y enfermedad sin crear la sensación acusadora de la culpa individual en el proceso?

3. ¿Qué acciones podemos tomar para recuperar la comprensión de nuestro lenguaje universal? ¿Cómo pueden las técnicas de meditación ayudarnos en este esfuerzo?

4. ¿Puede un terapeuta tener éxito si no practica los principios de la bioética?

5. ¿Cuál es el rol del terapeuta en condiciones muy deterioradas como condiciones degenerativas y cáncer?

6. ¿Cuál es el rol del terapeuta con los familiares más cercanos del paciente?

CAPÍTULO V

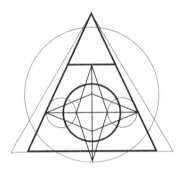

La influencia del ambiente terapéutico y el estado mental-emocional del terapeuta y del paciente

Preparación del ambiente terapéutico

Aunque el efecto de la continuidad del entrelazamiento cuántico (ver glosario) conecta todas las partes del holograma, los componentes se interrelacionan en los espacios dimensionales por correspondencia vibracional y de densidad en jerarquías de consonancia similares, como ocurre en la tabla periódica con los elementos. Los estados vibracionales similares se atraen, pero los disimilares se repelen como el aceite y el agua.

Característicamente, los lugares donde se tratan pacientes con diferentes grados de desequilibrio energético y emocionales tienden a acumular estados energéticos mixtos vibracionales que para los ocupantes se sentirán como variables grados de incomodidad física y emocional.

Para que nuestra experiencia terapéutica se manifieste como una sinfonía melódica, debemos eliminar los músicos disonantes y atraer a los más armónicos en su ejecución. Los músicos armoniosos son entes o consciencias sanadoras que viajan interdimensionalmente, ayudando a los terapeutas y enfermos que ya aprendieron sus lecciones de amor. Así, los llevan a recobrar el equilibrio que perdieron en el descenso de la travesía universal, cuando aún no entendían el significado de su intención inclusiva. Estas consciencias sanadoras ascendieron de la experiencia tridimensional material por mérito propio. Estos son nuestros guías terapéuticos, que pueden apoyar nuestra intención sanadora cuando el paciente entiende su responsabilidad en el desarrollo de su enfermedad.

La armonización de los espacios terapéuticos: respetando los seres que los comparten con nosotros

Aunque existen muchas técnicas tradicionales de purificación para el espacio terapéutico, la más efectiva es el respeto y el derecho que los entes que tradicionalmente ocupan el lugar tienen para compartirlo con el terapeuta y paciente. Esto se consigue con la oración y petición para compartir el lugar de sanación.

Oración para pedir permiso y compartir los espacios interdimesionales

Pido permiso para compartir este espacio a todos los seres del mundo visible e invisible que en él habitan.

Les solicito humildemente que armonicemos nuestras energías para el beneficio de todos los que aquí residen y los que visitan este lugar.

El pedir permiso debe incluir el consentimiento del paciente después de explicar la técnica terapéutica y antes de iniciar el contacto, si la terapia es manual.

El propósito de esta oración no es desplazar del lugar a alguna entidad inarmónica, sino más bien pedirle respeto para la intención terapéutica y el bienestar del paciente. Si ocurre un desplazamiento de alguna de ellas será voluntario si la entidad se siente vibracionalmente fuera de lugar o incómoda.

Otras formas de armonizar los espacios son por medio de oraciones y mantras de las diferentes tradiciones religiosas combinadas con técnicas como la aromaterapia, inciensos e instrumentos tradicionales como los cuencos y las campanas tibetanos.

Protección con imágenes pictóricas, estatuas y símbolos sagrados

El efecto protector de las figuras religiosas, sea en estatuas o imágenes pintadas, tiene dos variantes. Primero, la influencia emocional sobre los creyentes de la tradición religiosa de las figuras y segundo, el efecto vibracional sobre el ambiente que podría la figura influenciar. Es parecido a armonizar nuestro ambiente laboral con retratos de nuestros hijos, nietos o mascotas, que tiene efectos conscientes y subliminales sobre nuestra mente.

Privacidad, ventilación y silencio

Normalmente, los pacientes vienen llenos de temores asociados a las expectativas de la terapia y por la naturaleza de su condición clínica. El lugar debe inspirar seguridad, privacidad y silencio de toda chatarra sensorial superficial en su alrededor. Acostumbro el uso de música relajante, sagrada o clásica, dependiendo de la preferencia del paciente para mitigar cualquier sonido que pueda venir de la calle o cubículos adyacentes. ¡No se le permite al paciente tener activo su celular en ninguna circunstancia! La temperatura y ventilación del lugar se trata de mantener lo mas agradable de acuerdo a la temperatura de la época. Nunca debe haber una corriente intensa de aire externo que pueda afectar al paciente. Prefiero que el paciente esté sin acompañante durante la terapia, si es adulto y no tiene miedo a la oscuridad o soledad.

Purificación y armonización del ambiente durante la terapia

Es inevitable que durante la entrevista y el acto terapéutico se liberen toxinas físicas, energéticas y emocionales. Para disminuir la contaminación ambiental y del terapeuta hay algunas opciones sencillas. Mi preferencia

es poner varios envases de cerámica o cristal con crista-
les secos de sal de mar o sal del Himalaya o usar una
lampara de sal del Himalaya para recoger esta energía.

Preparación del terapeuta

Además de purificar su lugar terapéutico el sanador
debe armonizar su cuerpo y mente antes y después de
cada terapia. Dependiendo de su creencia personal,
puede incluir oraciones o meditaciones personales después de usar la oración de pedir permiso para compartir
el espacio con todos los seres que habitan en él.

Purificación y protección del campo energético del
terapeuta

Después de su ejercicio inicial de meditación o mantras, el terapeuta creará una esfera energética de protección, parado y alzando su brazo derecho con un
mudra de la mano, parecido a la bendición cristiana, con
el pulgar y los primeros tres dedos estirados y el cuarto y
quinto dedo doblados.

Apuntando hacia un centro imaginario universal,
donde está la fuente de energía primaria, descargará
una luz blanca pura. Empezando sobre su coronilla y

acabando sobre la misma, dibujará siete anillos en círculos espirales en contra de las manecillas del reloj alrededor de su cuerpo. Al acabar toda terapia, para despejar toda energía acumulada en su campo energético durante la terapia, en la misma posición recogerá los círculos y su energía acumulada a favor de las manecillas del reloj y depositará estos residuos en su glándula pineal o los enviará al centro de la tierra.

Entre paciente y paciente debe lavarse las manos para purificarlas física y energéticamente. Nunca puede permitir que le interrumpan por ninguna razón la sesión terapéutica después de iniciada.

El terapeuta nunca ofrecerá terapias cuando no está en un estado óptimo de salud física o mental.

La entrevista inicial: el fundamento de una relación terapéutica exitosa

En mi caso la entrevista inicial con el paciente puede durar de dos a tres horas y nunca son idénticas. Es la única oportunidad que el terapeuta tiene para establecer la relación médico-paciente que favorecerá la obtención de las metas de salud. Durante la entrevista, se establecen los roles y responsabilidades del paciente y terapeuta. Se enfatiza que el médico tiene un rol de facilitador/educador y el paciente la responsabilidad de poner en práctica las herramientas que el médico les ofrece. Se enfoca la salud como responsabilidad del paciente y no como una obligación garantizada por la acción del terapeuta. Se explica la diferencia del tratamiento, donde la medicina moderna se enfoca en los síntomas y enfermedad del paciente y la holística en el bienestar espíritu-mente-cuerpo del paciente.

Se explica en detalle la visión epigenética de cómo la calidad de los estilos de vida pueden favorecer o deteriorar el estado de salud del organismo modificando la información inapropiada grabada en el genoma del paciente. Se le educa al paciente para reconocer los síntomas que presenta como desequilibrios que surgen como alarmas que nos avisan para corregir la causa que permitimos por nuestra negligencia. También, la conversación se enfoca en cómo los eventos emocionales pueden ser tan poderosos como los físicos al crear síntomas y enfermedades.

La sinceridad y autenticidad del terapeuta permiten acceder a toda la información de forma intuitiva. La intuición, presente en todos, se fortalece con la actitud inclusiva del terapeuta y la confianza del paciente. Observar al paciente sin prejuicios y de manera consciente mejora la efectividad intuitiva.

Se fomenta la empatía con el paciente y la esperanza en su recuperación con testimonios reales personales de transformación del terapeuta y sus pacientes. Esto promueve la sensación de que la vida es una experiencia colectiva donde todos tenemos que compartir en apoyo solidario.

Se le pide al paciente que establezca sus metas de salud por prioridad, y se usa el simbolismo de pedir los tres deseos al frotar la lámpara de Aladino. Se discuten brevemente las ventajas de la alimentación vegana y sus efectos en el ahorro de gasto energético y disminución en la producción de residuos metabólicos tóxicos comparado con la digestión de las proteínas y grasas animales. Si tiene alguna creencia religiosa, se trata de enfocar la discusión según el paciente se sienta cómodo.

Esta entrevista apoya la relación causal que llevó al paciente a escoger al terapeuta más allá de un anuncio de clasificados o magacín comercial. Casi siempre, las mejores relaciones se establecen cuando el vínculo es un escrito o libro del terapeuta, exposiciones visuales o auditivas del terapeuta en impresos o videos o, mi preferida, un referido de un paciente con un testimonio positivo de su experiencia terapéutica.

Preguntas de repaso

1. Si entendemos que el paciente no está receptivo o listo para facilitar el resultado terapéutico, ¿debemos seguir adelante con la terapia después de finalizar la entrevista?

2. ¿Por qué pedimos permiso para usar el lugar de terapia y para tratar al paciente?

3. En pacientes con enfermedades clasificadas como «incurables» por la medicina moderna, ¿en qué podemos basarnos para dar esperanza al paciente sin promover garantías de sanación?

4. ¿Cuál es el propósito de que el paciente exprese los tres deseos con la lámpara de Aladino?

5. ¿Cómo esto nos ayuda a planificar la terapia y a aclarar las expectativas del paciente?

CAPÍTULO VI

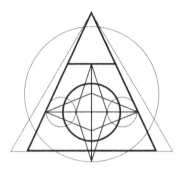

Afinando nuestra puntería terapéutica: Aprender a enlazar la terapia apropiada con la necesidad del paciente

Aprender a afinar nuestra efectividad terapéutica dependerá de nuestro desarrollo espiritual e intuición y cómo dirigimos la terapia. Esta última debe estar basada en la necesidad del paciente y no del terapeuta. En mis libros anteriores discutí cómo nuestro libre albedrío y los errores cometidos al escoger las alternativas encontradas en nuestra travesía interdimensional nos permiten reconocer las decisiones más favorables para el bienestar de nuestro holograma individual y el universal. Esta información se transmite al genoma espiritual o archivo akáshico, donde finalmente se guardan las mejores opciones.

Nuestra consciencia universal intuitiva progresa según la mente descubre los planos dimensionales superiores como círculos concéntricos más amplios que incluyen los inferiores. Por eso, la visión holográfica de las dimensiones superiores es más inclusiva. Esta progresión en amplitud de conocimiento es lo que conocemos como sabiduría espiritual, guiada siempre por la empatía interdependiente creada por el amor y compasión que entrelazan la experiencia holográfica universal.

El proceso terapéutico es como un reencuentro de acciones desequilibrantes inconscientes que en algún momento alteraron la armonía integral del holograma. El reencuentro sucede por la semejanza vibracional de los hologramas del terapeuta y el paciente. Por eso mencioné al final del capitulo anterior que la familiaridad causal que motiva al paciente a escoger el terapeuta puede ser crucial en el resultado de la terapia. Esto crea un estado energético tanto en el terapeuta como en el paciente que facilita la certeza diagnóstica y terapéutica del encuentro. Muchos de nuestros fracasos terapéuticos son el resultado de la falta de simpatía causal entre el terapeuta y paciente, y no tanto por la efectividad de la terapia o la receptividad del paciente.

Factores que afinan la puntería terapéutica

Factores en el terapeuta
1. Su desarrollo espiritual

2. Su madurez intuitiva

3. Su pureza alimentaria

4. Su intención terapéutica

Factores en el paciente
1. Su desarrollo espiritual

2. El entendimiento causal sobre su responsabilidad por su desequilibrio

3. Su pureza alimentaria

4. La fe

El desarrollo espiritual del terapeuta

El desequilibrio de su paciente despierta la empatía y compasión en el terapeuta, porque quizás ya pasó por situaciones similares en su persona o con familiares o pacientes. Ya que conoce cómo estos encontraron su bienestar nuevamente, se llena de optimismo y paciencia sabiendo que podrá ocurrir nuevamente.

El terapeuta refuerza el entendimiento de que el sufrimiento y el malestar son malentendidos de la respuesta de la ley causal del amor. Trata de equilibrar la armonía del holograma universal con una lección de amor que rectifique la acción exclusiva del holograma individual. Por lo tanto, no dirige su acción terapéutica hacia la eliminación del síntoma que da la alarma del desequilibrio. Más bien se enfoca en equilibrar el desequilibrio que empezó el efecto de dominó que dio origen a la enfermedad.

La madurez intuitiva

Afinar la puntería terapéutica y el desarrollo espiritual ayudan al terapeuta a escoger, entre las alternativas a su disposición, la terapia más certera. también podrá decidir las veces que tendrá que usarla para facilitar el bienestar individual del paciente y el holograma universal. Al igual, entenderá hasta dónde puede insistir en su acción terapéutica y cuándo debe cesar y referir a otro terapeuta. Como terapeutas, debemos entender que muchas sanaciones pueden tomar muchas encarnaciones en la experiencia del mundo material hasta que ocurra el entendimiento de la lección de amor que el holograma universal exige para su equilibrio.

La pureza alimentaria

La pureza en la alimentación facilita la autosanación, desintoxicación de lo heredado en el genoma familiar y la desintoxicación emocional de lo que el terapeuta crea en esta experiencia holográfica individual. Este proceso seguirá facilitando el entendimiento que le abrirá compuertas interdimensionales en el holograma universal. Gradualmente, despertará su intensidad y calidad intuitiva que lo llevará a aumentar su potencial terapéutico para ayudar a otros en su experiencia. La frase, «antes de conocer a Dios, conócete a ti mismo» podemos transformarla a, «antes de encontrar a tu sanador interior, debes autosanarte». Hasta que esto no se culmina, ¡ninguna escuela terapéutica puede emitir diplomas para certificar sanadores, aunque usen técnicas terapéuticas maravillosas!

La intención terapéutica

Para poder entender mejor esta parte, deben revisar en el capítulo II el concepto de inclusividad versus exclusividad en la intención y acción de los hologramas individuales que conforman nuestro universo. El concepto de la consciencia inclusiva nos hace sentir como parte de la imaginaria cadena del amor y la exclusiva me hace sentir separado del resto del holograma. La inclusividad nos hace empáticos y compasivos con los desequilibrios que crean malestar y sufrimiento en los que viven entrelazados en nuestra experiencia universal. Pero, la exclusividad me hace sentir independiente y aislado (insensible) de lo que ocurre en el resto de la experiencia holográfica y me desconecta de sponsabilidad por los efectos desequilibrantes con los que afecto al holograma.

Terapeuta y paciente como facilitadores del resultado terapéutico

Para el terapeuta, la dirección de su acto terapéutico debe ser dirigido por la intención inclusiva. El motivo principal del terapeuta es buscar el equilibrio del malestar individual de su paciente como una parte inclusiva del desequilibrio holográfico universal, donde la prioridad siempre debe ser el bienestar del holograma universal. La única forma de asegurar este resultado es creando un vínculo inclusivo que enlaza en un triángulo facilitador de intercambio energético al paciente, terapeuta y el universo holográfico. Por eso, la intención del terapéutica no debe dirigirse exclusivamente al desequilibrio de su paciente.

La única manera de asegurar esto es que el terapeuta dirija su esfuerzo sin dirección intencional. Ahí es donde el eje de la intención holográfica universal dirige el proceso equilibrante entre las tres partes del triángulo terapéutico. Este proceso final es uno de facilitación por el paciente y terapeuta, y de sanación por la consciencia holográfica universal. Esto podría explicar el efecto amplificador de la fe y el efecto placebo en la medicina moderna.

Preguntas de repaso

1. Revisen el concepto placebo según la medicina moderna y vean cómo este puede explicarse por el triángulo energético de sanación.

2. Revisen la siguiente cita bíblica sobre la fe:

—¿Qué quieres que haga por ti? —le preguntó.
—Rabí, quiero ver —respondió el ciego.
—Puedes irte —le dijo Jesús —; tu fe te ha sanado.
Al momento recobró la vista y empezó a seguir a Jesús por el camino. (Marcos 10:51-52)

3. ¿Qué rol tiene la información archivada en el genoma en el proceso de enfermedad?

4. ¿Cómo podemos acelerar el desarrollo de nuestra intuición en nuestra acción terapéutica?

CAPÍTULO VII

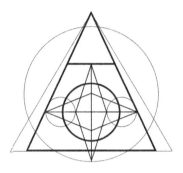

La influencia de la intención en la sanación: el rol de la fe

En este segmento voy a resaltar los diversos factores, como la causalidad y la intención, que promueven la sanación y cómo interactúan armoniosamente con el principio de la fe. Voy a discutir el efecto placebo para integrar la influencia del proceso mental en la facilitación del proceso de sanación. También, en una perspectiva más clara, definiré la relación causal entre la enfermedad y el proceso de curación.

Significado de «placebo»

Empecemos por lo que la ciencia cree que es un placebo. El origen viene de la palabra latina placére, que significa dar placer. Hoy en día se utiliza como un nombre para cualquier sustancia o efecto que, incluso sin tener ningún fundamento científico, puede producir un efecto curativo. Es este resultado curativo inexplicable el que la ciencia identifica como «efecto placebo».

Irónicamente, la medicina convencional descarta su uso en la práctica clínica, incluso si es superior a la droga con la que se está comparando. ¡La industria farmacológica no está motivada para descubrir la razón científica del efecto placebo, ya que no se puede patentar y vender!

La ciencia detrás del efecto placebo

Estos factores influyen en las acciones de un placebo y las podemos resumir con la palabra «creencias».

1. Las experiencias terapéuticas previas del paciente- El estándar de práctica en su región influye en sus expectativas. En la medicina occidental moderna mientras más invasivo, riesgoso y

caro es el procedimiento, mayor es la expectativa de eficacia para el paciente.

2. El estado emocional y mental del paciente- Los pacientes más estables mentalmente responden mejor a cualquier forma de terapia.

3. La espiritualidad como parte esencial de las creencias del paciente- Lo que yo llamo el verdadero poder detrás del trono o camilla de terapias.

4. La influencia del médico-terapeuta- Aquí el efecto placebo puede potenciarse por referencias de los pacientes, su grado de educación y especialización. Nuestro sistema médico está prejuiciado al creer que el grado de especialización se asocia a un mejor efecto curativo. La relación abierta y compasiva entre el paciente y el terapeuta que muestra un interés genuino en ayudar al paciente, en mi opinión, es uno de los activadores más fuertes.

Revisando los factores anteriores, parece haber un denominador común en la respuesta curativa: el estado mental o la relación alquímica entre el paciente y el terapeuta. Estos dos factores promueven la confianza del paciente en el médico y la confianza del terapeuta en la capacidad del paciente para facilitar el efecto curativo. Esto finalmente resulta en el médico visualizándose como un facilitador y al paciente como el promotor del proceso de recuperación de su salud.

Esta relación especial activa el principio de la fe (*faith*):

F- *Fully* (Completamente)

A- *Allowing* (Permitiendo)

I- *Inner wisdom* (Sabiduría interna)

T- *To* (para)

H- *Heal you* (Sanar)

La causalidad en el proceso de la enfermedad

El bienestar es el equilibrio natural entre todas las partes del holograma universal. La enfermedad es el desequilibrio creado por las partes del universo que buscan su equilibrio. como lo hacen los síntomas que nuestro cuerpo produce para volver al bienestar. La enfermedad es la reacción de las partes del holograma universal tratando de recuperar su equilibrio. Podemos entender esto al ver que los cambios climáticos severos como huracanes y los terremotos solo están tratando de corregir los desequilibrios creados por las acciones irresponsables de los hombres, o patógenos sobre el planeta. Todas estas acciones y reacciones están gobernadas por la ley de causa y efecto, pues su rol principal es mantener el universo en su estado más equilibrado.

Los resultados o efectos de esta ley están directamente relacionados con las intenciones mentales de los seres conscientes que comparten la experiencia universal. Si la intención se guía por la conciencia inclusiva, los efectos beneficiarán al universo holográfico y se denominan tradicionalmente como Dharma. Si la intención es dirigida por la exclusividad egoísta, los efectos dañan el equilibrio universal y se conocen como Karma. Por lo tanto, la conciencia de nuestra interconexión como familia espiritual crea una experiencia gozosa,. mientras que la falta de esta conciencia (exclusividad) crea la experiencia del sufrimiento y la enfermedad.

Todas las causas y efectos se documentan históricamente en los archivos atemporales de nuestro ADN, que luego tradicionalmente fueron conocidos cómo registros akáshicos. Estos existen en formatos duales, el ADN

espiritual y el ADN biológico que determinan interactiva-
mente el proceso evolutivo del universo material con el
antimaterial (ver glosario).

Causalidad en el proceso de curación

El proceso de curación se convierte entonces en un
proceso de recordar las causas que originaron el desequilibrio y la enfermedad, para luego comenzar a revertir
el proceso desequilibrante. Los factores más importan-
tes para iniciar el curso de sanación son aceptar nuestra
responsabilidad en la creación de la disparidad original y
el entendimiento del sufrimiento posterior que nos obliga
a buscar su resolución.

Como describo en mis libros, las experiencias de sufrimiento se convierten en nuestras lecciones de amor
que nos reconectan con nuestra conciencia inclusiva como familia espiritual por la empatía de la situación. El
principio de la fe es el facilitador que activa la memoria
del proceso de curación rectificador registrada en nuestro ADN cuando el proceso causal madura.

El sanador como un facilitador: la intención terapéutica sin dirección (sin intención)

Mientras el terapeuta no desarrolle totalmente su capacidad intuitiva, debe ser como un cristal transparente que transmita la energía sanadora del holograma universal sin distorsión hacia el paciente. Esta pureza en la intención terapéutica es lo que yo llamo la intención terapéutica sin dirección (sin intención). Esta une el efecto del triángulo terapéutico entre el holograma universal y el enfermo, asegurando una recuperación más rápida.

El efecto incesante (atemporal) de la intención terapéutica sin dirección

Toda intención sin dirección tiene un resultado temporal que madura causalmente según el tiempo del holograma universal y no del holograma individual. Por eso, la facilitación de sanación por el enfermo debe complementarse por la paciencia del paciente en adición a la fe, ya que ocurrirá en el tiempo de Dios y no del enfermo. Pero, nunca se desperdicia una intención terapéutica no dirigida.

Preguntas de repaso

1. ¿Cómo se explica el efecto de la fe en la recuperación del paciente?

2. ¿Por qué no todos los enfermos que manifiestan fe en el terapeuta obtienen resultados?

3. ¿Por qué la intención sin dirección promueve la sanación?

4. ¿Cómo la ley de causa y efecto dirige la interrelación paciente-terapeuta?

Documentos que el terapeuta debe utilizar en su preparación

Oración purificadora del ambiente

Pido permiso para compartir este espacio,

con todos los seres del mundo visible e invisible que en él habitan.

Y les solicito humildemente que armonicemos todas nuestras energías,

para el beneficio de todos los que aquí residen y lo visitan. Gracias.

Meditación: Un colorido baño de luz

Sentados en una posición cómoda con nuestra espalda vertical y nuestra cabeza erguida, visualicemos en nuestro espejo una fuente de fuerza o energía espiritual que nos haga sentir protegidos. Por ejemplo, la figura del Guerrero de la Luz, o cualquier figura religiosa preferida, de apariencia joven, sonriente y de pie, con sus brazos abiertos y emanando rayos de luz multicolor desde el centro de su corazón hacia el nuestro, en el cual existe un espejo con una pequeña semilla.

Entendamos el significado del ejercicio. El guerrero representa la manifestación humana de la luz, que es la fuerza del amor que nos reflejó de su Espejo Mágico en su interés de que conociéramos toda la inmensidad de su creación. Los rayos multicolores representan las maneras infinitas en las que se pude manifestar o reflejar el amor entre nosotros. La semilla en nuestro corazón representa la forma latente del Guerrero de Luz que reside en el Guerrero de las Sombras.

Según esos rayos de luz llenan nuestro corazón-espejo, vamos a sentirnos amados y protegidos por el amor, y observemos como la pequeña semilla empieza a abrirse y a su vez emana los múltiples colores del amor hacia todas partes. Inicialmente, imaginemos que esos colores nos dan un baño de luz amorosa y van a todas las partes de nuestro cuerpo, especialmente aquellas donde hay alguna cicatriz emocional, y veamos cómo estas son pacificadas y sanadas.

Luego de que la alegría y el bienestar nos llenen, vamos a compartir los mismos con todos los otros guerreros, especialmente con aquellos que nos han lastimado por la ignorancia de su luz.

Visualicemos entonces que desde nuestro corazón-espejo parten rayos multicolores hacia todos los guerreros sin distinción, incluyendo a los que ya han partido del mundo, y aquellos que en nuestra forma de pensar han traído sufrimiento a nuestras vidas. Dediquemos unos minutos a esta acción, y luego descansemos nuestra mente en el silencio por unos minutos adicionales. Acabemos dando gracias por esta oportunidad. Hagamos este ejercicio todos los días al levantarnos y acostarnos.

Al final, para mantener nuestra mente en un estado de tranquilidad, imaginemos que nuestros pensamientos son como nubes en el cielo y que nuestro estado de paz natural es como el azul del cielo. Dejemos pasar nuestros pensamientos como si fueran nubes, sin seguirlos, y concentrémonos en el azul del cielo, nuestro estado natural.

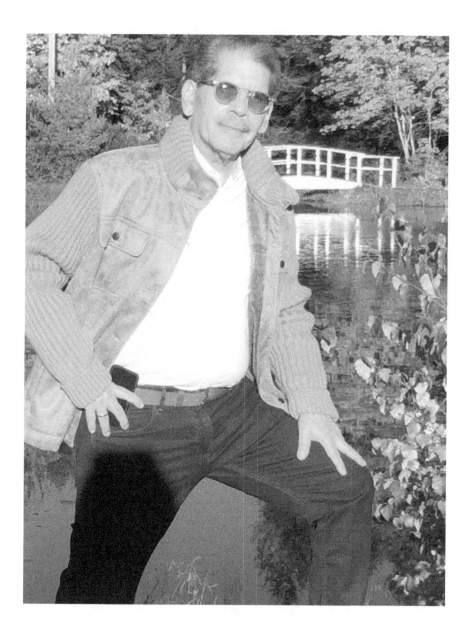

SOBRE EL AUTOR

Iván Figueroa Otero, M.D. FACS, FAAMA

Luego de graduarse de la Escuela de Medicina de la Universidad de PR, el Dr. Figueroa Otero se entrena como Cirujano General en el Hospital Universitario de la UPR, integrando un fellowship de un año en el estudio del cáncer, y otro en investigación experimental y clínica. Hace estudios postgraduados en Cirugía Pediátrica en los hospitales Miami Children's Hospital y en el Hospital Municipal de San Juan, y es certificado a nivel nacional.

Buscando opciones no quirúrgicas o menos invasivas para las condiciones pediátricas, explora las filosofías orientales que enfatizaban un concepto integral. Fue uno de los primeros médicos en certificarse en acupuntura médica en Puerto Rico, entrenándose en medicina tradicional china y acupuntura con profesores de la Universidad de Sevilla. Eventualmente se certifica en acupuntura médica a nivel nacional.

En el 2009 se certifica en medicina de antienvejecimiento y en diciembre de ese mismo año se retira de la práctica de la cirugía pediátrica, enfocándose solamente en una práctica integral de la medicina y enfatizando la prevención de la enfermedad y la modificación de estilos de vida. En el 2011 fue invitado a ser Trustee del American Board of Medical Acupuncture, que es el organismo nacional encargado de certificar médicos en el campo de la acupuntura por medio de exámenes nacionales. En ese mismo año es reconocido por la Revista Natural Awakenings como Médico Holístico del Año.

Actualmente se dedica a su práctica privada, y continúa en su rol de educador tratando de lograr la integración de cursos completos en acupuntura tradicional china al currículo de las escuelas de medicina, permitiéndole al médico certificarse tanto local como nacionalmente, y establecer protocolos de investigación clínica del uso de acupuntura en condiciones conocidas en comparación con la metodología establecida por la medicina moderna. Otra prioridad inmediata es la incorporación de las técnicas de meditación y su rol en la medicina preventiva y terapéutica.

El Dr. Figueroa otero es el autor de la trilogía de la Escuela de la Vida, con los libros *Espiritualidad 101: Para los colgaos de la escuela de la vida, Espiritualidad 1.2: Para los desconectados de la escuela de la vida,* y *Espiritualidad 103: La clave del perdón.* Como un repaso entre los niveles de la Escuela de la Vida, publicó el libro *Espiritualidad 104: Reflexiones de mi Espejo Mágico.*

Sus libros fueron galardonados con premios como Benjamin Franklin Award, NIEA Award, Readers Favorite, Beverly Hills Award y USA Best Book Awards. Además, han sido reseñados exitosamente por la revista Focus on Women y el Kirkus Book Review, entre otros.

Made in the USA
Columbia, SC
01 April 2024

33462516R00075